J'ARRÊTE LA PILULE

Sabrina Debusquat

J'ARRÊTE LA PILULE

Éditions Les Liens qui Libèrent

ISBN : 979-10-209-0526-0

À Ellen et Annette pour leur aide précieuse.
À Sophie et Henri pour leur inestimable confiance.
À John, pour son amour infini.

Préface

Par le docteur Spiroux de Vendômois [1]

Comment peut-on oser écrire un livre remettant en cause, soixante ans après son autorisation de mise sur le marché, la sacro-sainte pilule qui a permis la libération sexuelle des femmes ? J'entends déjà les grondements, les débats houleux et même la colère envers ce livre et surtout de son auteure.

Pour moi, ce livre est le bienvenu, c'est un texte « apocalyptique » c'est-à-dire de dévoilement, de révélation. Il permet de découvrir tout ce qui est caché, non compris.

Permettez-moi de vous relater une anecdote récente. En septembre 2016, lors du congrès annuel du syndicat

1. Médecin généraliste, chercheur et président du CRIIGEN (Comité de recherche et d'information indépendantes sur le génie génétique), le Dr Joël Spiroux de Vendômois est spécialiste des interactions entre santé et environnement. Fort d'un parcours pluridisciplinaire, il a organisé en 2005 le Ier congrès national sur les pathologies environnementales à Rouen et il siège dans de nombreuses commissions officielles de santé.

des médecins libéraux, il m'avait été demandé d'organiser une table ronde sur le thème « pesticides et santé ». Lors des échanges, j'avais précisé que les pesticides sont, pour la plupart, des perturbateurs endocriniens. À la fin de cette session, nous étions invités à déjeuner et je me suis retrouvé à table entouré de sept consœurs. Le hors d'œuvre à peine entamé, la première question arriva : « Tu nous as dit que les pesticides sont des perturbateurs endocriniens, peux-tu nous expliquer ce qu'est un perturbateur endocrinien exactement ? » Ma réponse fut simple : « Le plus bel exemple de perturbateur endocrinien, vous le prescrivez tous les jours, c'est la pilule ! » Que n'avais-je pas dit là ! Les foudres sont tombées sur ma tête. Deux consœurs me dirent en chœur : « Tu préfères donc les IVG à la pilule ! » J'ai vite su que ces deux-là étaient gynécologues…

Est-il donc impossible entre médecins d'appeler un chat un chat ? La pilule est un perturbateur endocrinien et elle a été conçue pour cela… Le dire ne préjuge pas du fait qu'on soit pour ou contre. Parler des perturbateurs endocriniens a du sens à l'heure où l'Europe vient d'en donner une définition bien trop restrictive, qui permet de laisser sur le marché un trop grand nombre de ces molécules capables d'interférer avec toutes nos glandes endocrines et même notre système nerveux. En ce qui concerne précisément la pilule, comment scientifiquement croire qu'en modifiant l'équilibre si précis des sécrétions hormonales de l'axe hypothalamo-hypophyso-ovarien, on puisse ne pas perturber d'autres fonctions ?

Le constat est alarmant, nous avons une vision bien trop réductionniste du vivant.

Dans un organisme, tous les éléments, toutes les fonctions sont en interrelation, ils sont tissés ensemble. Tout écologue sait que modifier un élément dans un écosystème en équilibre dynamique peut de fait modifier l'équilibre général de tout l'écosystème et parfois même entrainer des modifications dans les écosystèmes adjacents… « Dans l'intelligence limitée de l'homme, la science d'une chose n'est souvent que l'ignorance profonde de tout le reste », dit Victor Hugo. Et cela d'autant plus que la science et la techno-science sont inféodées à l'industrie et aux résultats financiers.

Comme va vous le montrer de façon très étayée Sabrina Debusquat, c'est dans l'après-guerre qu'a été développée la pilule, non pas pour le bien-être des femmes mais surtout pour des raisons eugénistes. Pendant ce temps, l'industrie pharmaceutique inventa une maladie : la fausse couche spontanée. Or, c'est dans la plupart des cas une réaction naturelle de l'organisme qui élimine une grossesse mal commencée. L'industrie chimique proposa un remède : le Distilbène, hormone de synthèse produite à bas prix et qui fut donnée à plus de quatre millions de femmes au monde. Les conséquences furent chez les filles des malformations utérines, des cancers du vagin et du sein, et cela, pour trois générations successives. Les garçons quant à eux ont présenté cancers du testicule, hypotrophies testiculaires, etc., également pour plusieurs générations. Plus récemment, une campagne du traitement hormonal systématique de la ménopause fut lancée. Cette transition physiologique a été considérée comme une maladie qu'il fallait traiter en toute hâte. L'importance des effets indésirables a fait que ce traitement hormonal systématique a été considérablement réduit et n'est plus utilisé qu'avec la plus grande vigilance. Il faut noter que, comme dans le cas de la pilule, des alternatives non hormonales existent et qu'il faudrait les promouvoir.

Donner la pilule aux jeunes femmes âgées de quatorze à quarante-huit ans puis leur prescrire un traitement hormonal postménopausique représente un « Eldorado » pour l'industrie pharmaceutique. Cette situation est rendue possible uniquement par la présence d'énormes failles dans la chaîne des processus scientifiques sensés nous protéger. Une science, bien souvent elle-même inféodée à l'industrie, réalise des études qui restent secrètes sous couvert de « secret industriel » et nos agences de santé – souvent infiltrées par l'industrie ou sous la pression des lobbies – encadrent la mise sur le marché de ces molécules dans la plus grande opacité. Pour couronner le tout, des phénomènes connus comme la bioaccumulation, l'effet cocktail ou les effets des faibles doses ne sont à aucun moment pris en compte. En un mot comme en cent, l'ensemble des tests toxicologiques réglementaires actuels ne sont pas aptes à nous protéger. Nous et les écosystèmes dont nous dépendons. Les principes pasteuriens nous poussent à axer principalement notre médecine sur les bactéries, les virus et le soin, négligeant bien souvent le principe de précaution.

Après l'« ère de l'hygiène pasteurienne », il nous faut donc entrer dans l'« ère de l'hygiène chimique ». En effet, ni la vie, ni les pathologies ne peuvent être pensées ainsi de façon binaire ou linéaire. N'oublions pas que la santé est avant tout « un état de bien-être physique, psychique, social et pas uniquement une absence de maladie » (définition OMS 1948).

Revenons plus précisément sur le cas de la pilule. En tant que médecin, j'ai prescrit la pilule, mais je l'ai fait le moins souvent possible, chaque fois en disant pourquoi et en expliquant ce qu'est la pilule. Je vous laisse découvrir cela avec le livre de Sabrina. Force est de constater que la pilule n'est pas un médicament, puisque la définition première de « médicament » est : « produit pour traiter une maladie » ; or la grossesse n'en est pas une ! Par ailleurs, il faut prendre en compte que toutes les femmes ne sont pas biologiquement, physiologiquement et psychiquement identiques. La prescription de la pilule est une solution de facilité, parfois pour les femmes mais toujours pour le corps médical. Les différentes méthodes hors pilule sont longues à expliquer et le choix est souvent difficile. D'ailleurs, la contraception repose encore quasi uniquement sur les femmes qui font encore trop souvent l'objet de pressions ou de menaces. Une main levée, un refus d'utiliser le préservatif ou d'arrêter quand la femme le demande... Je ne compte plus les patientes qui m'ont confié avoir subi ce genre de chantage ou d'intimidations. Les femmes doivent donc être exigeantes et fortes pour choisir leur contraception sans subir le poids de l'entourage ou de la société.

Pour conclure et vous laisser commencer votre lecture, je peux vous dire que ce livre n'est pas un livre contre la pilule. Il dévoile tout ce qu'on aurait dû vous dire depuis bien longtemps. Il est riche, très bien documenté sur l'historique et les effets « latéraux indésirables », lesquels sont parfois bien dramatiques. Il va aussi vous donner de nombreuses pistes afin que vous puissiez faire un choix éclairé et utiliser la contraception qui vous conviendra le mieux. Penser par soi-même est un acte difficile, il faut donc être bien informé. Tout le monde sait depuis quelques années que le tabac tue, il n'empêche que les fumeurs sont encore nombreux. Au moins, ils connaissent le risque qu'ils prennent. C'est une décision qui leur appartient…

La vraie liberté sexuelle n'est toujours pas à l'ordre du jour, la génération qui nous a précédés s'est battue pour franchir un grand pas mais il reste à notre génération, et sans doute encore la suivante, à poursuivre la lutte pour une liberté sexuelle qui ne soit pas un fardeau et une prise de risque pour les femmes. Sabrina Debusquat, par ce très important et courageux travail est une « lanceuse d'alerte » qui participe à cette lutte.

Bonne lecture et n'oubliez pas de le faire lire à vos compagnons, de le conseiller à vos amis et surtout à vos médecins et gynécologues…

Dr Joël Spiroux de Vendômois

INTRODUCTION

– Allô mamie ? Oui, c'est Sabrina, je t'appelais pour prendre des nouvelles. Ça va ?

– Oui, ma belle. Et toi ?

– Oh ! Eh ben moi, tu sais… Toujours plein de projets en tête. Comme d'habitude ! Je t'ai dit que j'étais en train de rédiger un livre sur la pilule ?

– Non. Sur quoi, exactement ?

– Eh bien, sur le fait que plein de femmes l'arrêtent parce qu'elles en ont marre des effets secondaires ou parce qu'elles trouvent que c'est injuste que ce soit toujours à elles de s'occuper de tout ça.

– (silence) Ah d'accord… Mais, euh… Enfin tu y dis quoi exactement ? Parce que quand même, tu sais, on s'est battues à l'époque pour que vous ayez ça, et pas qu'un peu.

– Eh bien, de plus en plus de femmes ne veulent plus de la pilule et de ses effets. On ne peut pas refuser de les entendre sous prétexte que ça a été « un combat ».

– Bien sûr, mais disons que… Ça m'embête qu'on tire à vue comme ça sur la pilule. Tu sais, c'était pas toujours une partie de plaisir la vie des femmes avant la pilule. Tu n'as jamais connu ça, mais penses-y. Alors, forcément, ça me fait un peu bizarre de t'entendre tenir un langage proche de celui de nos opposants de l'époque. Quand tu vis dans ta chair ce que c'est que l'injustice d'une nature qui, si tu la laisses faire, te fait enchaîner grossesse sur grossesse, eh bien, je peux te dire que les moralisateurs, tu les renvoies dans les cordes, avec leurs beaux discours !

– Je sais et c'est pour ça que ça me pose un cas de conscience. À aucun moment je ne veux remettre le droit des femmes en question. Je vous remercie du fond du cœur, toi et toutes celles de ta génération. Je suis très heureuse d'avoir cette liberté, mais on a bien le droit de s'exprimer aujourd'hui comme vous vous êtes exprimées hier, non ? Je trouve qu'empêcher des voix divergentes de se faire entendre, au nom de la bonne cause, c'est pire que tout. Des milliers de femmes disent que, pour elles, la pilule n'est pas la panacée et de nombreux scientifiques tirent la sonnette d'alarme. Pourquoi refuser de les écouter ? Et moi, comment je peux taire ce que je vois et ce que j'entends chaque jour ? Les jugements, les petites phrases paternalistes. Ces femmes dont la voix résonne dans le vide alors qu'elles demandent, timidement, une contraception sans hormones, qui les fasse moins souffrir. Ces femmes qui font des sacrifices qu'aucun homme n'accepterait et qui, cerise sur le gâteau, devraient le faire en silence pour ne pas déranger les autres. On a peut-être conquis des droits mais, dans la pratique, on dirait qu'on conserve un statut d'enfant. Le malaise est si profond qu'aujourd'hui des femmes préfèrent aller s'informer sur Internet qu'auprès de leur médecin… Est-ce que ce n'est pas là mon rôle de journaliste, que de porter aux yeux de tous un tel phénomène ? Ce n'est pas acceptable qu'on laisse les femmes seules et démunies comme ça. Pas acceptable qu'on leur rétorque « c'est dans votre tête » quand elles disent qu'elles ne supportent pas leur pilule. Je veux que les femmes puissent choisir leur contraceptif en toute conscience. Sans zone d'ombre. Je n'ai pas à les juger ou à leur dire quoi penser. Personne ne devrait le faire. Si les Françaises, en 2017, se détournent de la pilule, il y a des raisons. Je veux comprendre ces raisons et les exposer sur la place publique pour que plus personne ne puisse les ignorer. J'aimerais répondre concrètement aux questions auxquelles ne répondent ni leurs docteurs ni Internet. En fait, je crois que le plus grand des féminismes, c'est de répondre aux demandes qu'expriment les femmes sans chercher à penser à leur place.

– Eh bien, écoute, ma belle, si tout ce que tu me dis là est vrai, alors écris-le, ton bouquin. Fonce ! Ce n'est pas parce qu'on a obtenu une avancée que vous ne pouvez pas demander mieux !

Cette discussion, je l'ai eue avec ma grand-mère de quatre-vingt-cinq ans, alors que germait en moi l'idée de ce livre. Moi, c'est Sabrina Debusquat, vingt-neuf ans dont dix années de contraception hormonale au compteur. Une jeune femme moderne au parcours contraceptif classique, mais aussi une journaliste indépendante, spécialiste des sujets santé et très sensibilisée à la cause des femmes. J'ai arrêté la pilule il y a plus de trois ans, alors que certains symptômes laissaient présager une embolie pulmonaire partielle. En partageant mon témoignage sur Internet, je me suis aperçue de l'ampleur du phénomène. De plus en plus de femmes arrêtent la pilule et un grand nombre d'entre elles la considèrent comme une entrave chimique. Baisse du désir sexuel, migraines, sautes d'humeur… Beaucoup affirment subir, sous pilule, des désagréments physiques quotidiens qu'elles ne supportent plus.

N'est-il pas temps que la société entende tout haut ce que la plupart des femmes pensent tout bas ? À savoir, « je veux maîtriser ma contraception mais pas avoir à souffrir pour cela ». N'est-il pas temps de mettre en avant toutes ces mères, ces compagnes qui relèguent sans cesse leur bien-être au second plan ? Sur ces femmes qui se disent qu'après tout, une libido éteinte et quelques migraines, c'est peu cher payé pour décider de sa vie sans avoir l'impression de la subir ? N'est-il pas temps que toutes celles qui n'ont jamais connu leur corps sans hormones sachent que ce petit cachet peut être à l'origine de leurs tendances dépressives ou d'autres problèmes chroniques ? N'est-il pas temps d'arrêter de minimiser les répercussions de ce médicament cancérigène et dont les rejets polluent l'environnement et perturbent gravement la faune ? Bref, n'est-il pas temps de mettre sur la table les faits et l'avis des utilisatrices pour procéder à un débat constructif ?

Aujourd'hui, 41 % des Françaises âgées de 15 à 49 ans prennent la pilule (jusqu'à 53 % des 15-24 ans). Or, comment se rendre compte des effets qu'un produit a sur nous si nous le prenons depuis toujours ? Pour certaines Françaises la réponse est toute trouvée : arrêter la pilule puis observer. « Je revis, c'est comme si on m'avait ôté une chape de plomb. » « C'est sûrement le plus beau cadeau que j'aie pu me faire dans ma vie d'adulte. » « J'ai enfin compris ce que voulait dire le mot "libido". » « J'ai perdu du poids. » « Je suis moins irritable. » « Toutes ces années de perdues... Jamais un médecin ne m'a dit que cela pouvait venir de ma pilule. » Si beaucoup ne souhaitent plus y revenir, ce n'est pas sans raison. Elles se sentent beaucoup mieux sans. Psychologiquement et physiquement. Il ne s'agit pas d'un jeu. De quelque chose qu'elles prennent à la légère. Il suffit de tendre l'oreille et de suspendre son jugement pour comprendre que celles qui arrêtent la pilule ne sont ni inconscientes ni manipulées. Beaucoup veulent simplement qu'on entende ce qu'elles ont à dire, ici et maintenant. Si tant de femmes s'acharnent aujourd'hui à trouver une contraception aussi fiable que la pilule mais sans ses effets secondaires, c'est bien qu'il y a quelque chose. Elles n'ont pas à se justifier, à supplier ou à feinter pour obtenir autre chose. Elles souffrent de cette situation et en ont plus qu'assez que le paternalisme, l'ignorance ou des idéologies normatives abjectes supplantent systématiquement leur point de vue. Il faut savoir qu'en 2017, certains membres du corps médical nient encore purement et simplement les symptômes de leurs patientes en les qualifiant d'imaginaires. Pendant ce temps-là, ce sont les corps des femmes, loin des belles théories, qui supportent l'effet des hormones.

La pilule a-t-elle atteint le statut de graal, pour que soient inéluctablement diabolisés tous ceux qui la remettent en question ? Il semblerait que les Françaises, pourtant les premières à la consommer, ne voient plus les choses de cet œil. Avec la pilule, elles ont conquis un droit. Mais elles ne comptent pas s'arrêter là. Le bouleversement actuel du paysage contraceptif génère de nouvelles questions. Nous nous devons d'y apporter des réponses claires et argumentées. Comment fonctionne exactement la pilule ? Est-elle réellement dangereuse pour la santé ? Pollue-t-elle l'environnement ? Enfin, existe-t-il d'autres contraceptions aussi efficaces, faciles d'utilisation et sans hormones ? Cette parole féminine, ce livre l'entend. Il y répond loin de toute idéologie, de tout paternalisme ou conflit d'intérêts.

Critiquer la pilule n'est pas revenir en arrière. C'est au contraire balayer les peurs du passé pour avancer avec les exigences féministes actuelles. C'est donner à la parole des femmes une place qu'elle n'avait pas quand la pilule a été créée. C'est affiner les droits précédemment conquis. Osons nous exprimer. Osons rêver pour que l'impensable d'aujourd'hui devienne à son tour la banalité que d'autres voudront dépasser demain. Comme l'ont fait celles et ceux qui nous ont précédés.

I
La pilule, cette inconnue si répandue

> « Si j'étais femme, sachant ce que je sais de la physiologie féminine, vous me paieriez cher pour me faire avaler la pilule. »
>
> Dr Pierre Simon, gynécologue et endrocrinologue cofondateur du Planning familial en France.

Vous êtes une jeune femme. Vous attendez les résultats d'un concours pour intégrer une grande école. Il y a de fortes chances que vous l'ayez car vous êtes bonne élève et travailleuse. Vous êtes chez vos parents. Vous allez dans la salle de bains, fermez la porte à clé et vous regardez dans le miroir. Vous vous trouvez plutôt jolie. L'instant d'après, vous êtes étendue à terre, entre la poubelle et le bidet, incapable de vous relever. Vous ne sentez plus votre corps. Vous entendez la voix de votre mère qui vous cherche – « elle a dû sortir » –, celle de votre père – « mais non, je l'ai croisée il y a cinq minutes et ses affaires sont toujours dans l'entrée». Vous essayez de crier. Aucun son ne sort de votre bouche. On enfonce la porte de la salle de bains. Vous êtes soulevée, puis transportée dans une ambulance, direction l'hôpital. On vous perfuse. On essaie de vous rassurer. Tout tangue. Vous vomissez. Les sons vous font mal. Les voix vous agressent. La lumière vous perce les yeux. Votre tête explose. Ça cogne à l'intérieur. Fort. De plus en plus fort. Et puis, tout s'éteint.

Quand elle sort, trois jours plus tard, de son coma, Marion Larat est hémiplégique et aphasique. Il lui faudra neuf opérations et des mois de rééducation pour recouvrer l'usage de la parole et de ses jambes. Elle restera épileptique. Aujourd'hui encore, elle ne peut plus utiliser d'ordinateur, applaudir ou ouvrir un pot de confiture seule. Les médecins l'ont déclarée handicapée à 65 %. Au début, on ne lui dit rien. Impossible de diagnostiquer les causes de son accident vasculaire cérébral. Les médecins hésitent, se taisent. Ce n'est qu'en 2010 qu'une gynécologue l'aidera à comprendre l'origine de son accident : sa pilule, Méliane, fabriquée par le laboratoire Bayer. Une pilule dite « de troisième génération », qui accentue les risques de thromboses sur les personnes porteuses, sans le savoir, d'une anomalie de la coagulation. Elle ferait même courir un risque de thromboembolie deux fois plus élevé que les pilules de la génération précédente. Marion prend un avocat. Elle enjoint l'une de ses meilleures amies de ne plus utiliser ce type de pilule. En vain. On ne l'écoute pas. Mais un jour, une journaliste du *Monde* frappe à sa porte. Elle la croit. Des papiers se publient. L'affaire s'ébruite. Des jeunes filles et des familles se reconnaissent. Les langues se délient. L'histoire de Marion n'est pas un cas isolé. Elles aussi, clament-elles, ont vécu le même calvaire. Une centaine de plaintes atterrissent chez l'avocate de Marion. Le scandale éclate[1].

Les répercussions ne se font pas attendre. Dans le mois qui suit, les ventes de pilules de dernières générations reculent de 23 %. Tant de Françaises arrêtent leur contraception orale que nous revenons à un niveau de consommation de la pilule qui n'avait pas été aussi bas depuis les années 1980. La machine médiatique s'emballe. Aux États-Unis, les procédures de recours collectifs regroupent déjà plus de quinze mille utilisatrices. En France, les reportages se multiplient sur « ces vies brisées par la pilule ». Certains ripostent pour appeler à la nuance. Le gynécologue Bernard Thobois signe en février 2013 une tribune où il serine : « La pilule n'est pas le diable mais [les femmes doivent continuer à l'utiliser] en mettant tout en œuvre pour une utilisation raisonnée et raisonnable. »[2] Mais beaucoup se demandent à quoi correspond une « utilisation raisonnable » ? Malgré les discours rassurants, pour de nombreuses femmes ces scandales sont le point de départ de questionnements d'une libération de la parole. À vrai

1. Marion Larat a raconté son histoire dans un récit écrit avec l'aide de sa sœur Pauline Larat : Larat M., *La pilule est amère*, Stock, 2013.

2. « La pilule n'est pas le diable », *Le Monde*, 11 février 2013.

dire, jusque-là, la plupart ne se sont jamais intéressées en détail à ce cocktail d'hormones synthétiques qu'elles ingèrent. Elles font confiance à leur médecin, au point de n'avoir parfois jamais lu la notice de leur pilule. La plupart d'entre elles sont nées dans un monde où la contraception hormonale est omniprésente et auréolée de gloire féministe. On est fière, on se sent chanceuse de prendre la pilule. Certes, les médecins le martèlent, « les cas médiatisés de décès sous pilule sont des exceptions », des victimes malchanceuses du principe bénéfices/risques de tout médicament. Mais les femmes se posent désormais la question sous un autre angle : et si cela tombait sur moi-même, ou ma fille ? Dès 2014, la tendance se confirme. La contraception orale n'a décidément « plus la cote auprès des Françaises [1] ». En 2016, le divorce est consommé, on parle désormais d'une « véritable désaffection des femmes pour la pilule [2] ».

Cette désaffection avait, en réalité, commencé avant les scandales. Entre 2010 et 2013, en France, le recours global à la pilule a chuté de 50 à 41 % au profit du préservatif, du DIU (stérilet), des méthodes naturelles ou encore du retrait. Un phénomène inédit et spectaculaire qui s'observe également dans d'autres pays Occidentaux. Officiellement, on ne sait pas pourquoi

1. Clavreul L., Krémer P., « La pilule n'a plus la cote auprès des Françaises », *Le Monde*, 13 mai 2014.

2. « Contraception : "Une véritable désaffection des femmes" pour la pilule », entretien avec Danielle Hassoun, gynécologue-obstétricienne, 26 septembre 2016, <lemonde.fr>.

les femmes la boudent depuis le début des années 2000. Officieusement, la plupart vous le diront, un vent de révolte contraceptive souffle. Beaucoup de jeunes femmes sont lasses de subir les effets secondaires de ce médicament puissant. Contrairement à leurs aînées, elles ne croient plus au « tout science » et supportent de moins en moins bien qu'on leur fasse la leçon « pour leur bien ». Cette polémique fait sortir de leur boîte de Pandore de nombreuses questions à propos de la pilule. Comment fonctionne-t-elle précisément ? Qui l'a inventée, dans quel contexte ? Pourquoi est-elle le premier moyen de contraception en France alors que ce n'est ni le plus efficace ni le moins dangereux ?

Le paradoxe contraceptif français

> « En dépit d'une médicalisation massive de la contraception, il y a une absence d'impact apparent sur les taux d'IVG. [La France a le] taux de couverture de contraception médicalisée le plus élevé d'Europe mais un taux d'IVG plus élevé que dans de nombreux pays d'Europe de l'Ouest et du Nord. »
>
> Caroline Moreau [1]

On estime que 90 % des Françaises nées après 1952 ont pris ou prendront au moins une fois dans leur vie la pilule[2]. Aujourd'hui en France métropolitaine, près de 11 millions de femmes utilisent un moyen de contraception. 41 % d'entre elles prennent la pilule, soit un peu plus de 4 500 000. Les plus nombreuses à l'utiliser sont les jeunes femmes de moins de trente ans (68 % chez les 18-19 ans et 60 % des 15-29 ans prennent la pilule contre 30 % des 30-49 ans). Nous faisons partie des pays où les femmes utilisent le plus la contraception. 66 % des femmes en couple dans les pays développés ont recours à la contraception contre 36 % dans les pays moins développés. Au sommet du podium mondial des moyens de contraception, la stérilisation (30 %), suivie du DIU (stérilet, à 22 %).

1. « Un paradoxe contraceptif en France ? » mémoire de master Reproduction et Développement, INSERM-université Paris Descartes, novembre 2009.

2. Plu-Bureau G., « Contraception orale œstroprogestative », *La Revue du praticien. Gynécologie et obstétrique*, n° 55, 2001, p. 24-29.

La pilule occupe seulement la troisième place avec 14 % d'utilisatrices, talonnée par le préservatif (13 %).

La stérilisation moyen de contraception numéro un ? Cela peut choquer. Pourtant la moitié des Américains, 56 % des Brésiliens et 61 % des Canadiens optent pour cette option, souvent par confort après avoir fondé leur famille [1]. En revanche, certains autres couples du globe, surtout en Inde et en Amérique du Sud, y sont eux contraints par leur pauvreté, un accès aux soins difficile mais aussi des politiques eugénistes.

Deuxième du classement, le DIU, alias stérilet, est utilisé par près d'une femme sur quatre dans le monde. Ultra-efficace, économique et pratique, il ne nécessite de voir un médecin que tous les trois à huit ans pour en changer mais n'est pas supporté par toutes les femmes.

La pilule enfin, troisième sur le podium mondial, est la deuxième méthode favorite des pays développés. C'est la première contraception en Europe, où 20 % des femmes la prennent : 59 % des Portugaises, 54 % des Tchèques et 41 % des Françaises pour les taux les plus élevés ; 2 % des habitants des pays de l'ex-Yougoslavie, 3 % des Polonaises et 5 % des Grecques pour les taux les plus faibles [2].

Si les Européennes prennent tant la pilule, c'est certainement parce qu'elles bénéficient de systèmes

1. Nations unies, département des Affaires économiques et sociales, division de la Population, « World Contraceptive Use », Un.org, 2003, <un.org>.
2. INED, « La contraception dans le monde », 2014, <ined.fr>, ONU, « World Contraceptive Patterns », 20013, <un.org>.

de santé de qualité. Maintenant, nous pouvons nous étonner de voir que ces systèmes privilégient un moyen de contraception qui n'est pas le plus efficace et qui recèle des dangers avérés. D'autres moyens moins dangereux, plus économiques et tout aussi efficaces existent. Cependant, les médecins ne les présentent que rarement aux jeunes femmes et parfois sans aucune raison médicalement fondée, comme dans le cas du DIU cuivre. Bien qu'imparfait, il est plus efficace et moins dangereux que la pilule mais de nombreux médecins français refusent encore aujourd'hui d'en poser aux jeunes femmes sans enfants car on l'accuse de favoriser les infections et de pouvoir engendrer une stérilité. C'est, entre autres, pour ce genre de raisons qu'est née l'« exception contraceptive française » : le modèle du « tout pilule ». Ne se voyant proposer que la contraception orale lorsqu'elles consultent, les jeunes Françaises l'ont adoptée en masse. Mais les lignes sont en train de bouger. Suite au scandale de 2012 impliquant les pilules dernières générations, de plus en plus de jeunes femmes reviennent aux bons vieux préservatifs ou optent pour un dispositif intra-utérin. Entre 2010 et 2013, la part des femmes de 25 à 29 ans utilisant un DIU a grimpé de neuf points de pourcentage, *idem* pour le préservatif[1]. Contrairement à ce qu'on pense, ce n'est pas forcément une mauvaise chose. Car notre place

1. Bajos N. *et al.*, « La crise de la pilule en France : vers un nouveau modèle contraceptif ? », enquête Fecond, INED-INSERM, *Populations et Sociétés*, n° 511, 2014.

de « champions de la pilule » ne nous empêche pas de présenter un taux d'IVG plus élevé que dans de nombreux autres pays. C'est ce que les chercheurs appellent le « paradoxe contraceptif français ».

Qu'est-ce qui cloche au paradis de la contraception ?

Alors qu'en Europe de l'Ouest le taux d'avortement global est de 12 pour mille[1], la France est à 14,4 pour mille[2]. Pourtant, l'accès à la contraception fait totalement partie de notre culture. En février 2017, le Forum parlementaire européen sur la population et le développement révèle même que nous sommes « le pays numéro un en Europe en matière de contraception » (taux de remboursement des contraceptifs, prix des consultations médicales, qualité de l'information disponible et facilité d'accès à la contraception d'urgence)[3]. Les Pays-Bas, par exemple, se trouvent à la 6e place de ce classement *et* présentent un taux d'avortement de 12 pour mille. Pourtant, les femmes y prennent autant que nous la pilule et les conditions d'IVG sont les mêmes. L'Allemagne est à la 5e place du podium. 37,2 % des femmes y prennent la pilule (3 % de moins que les Françaises) et leur taux d'avortement est 2,3 fois moins élevé qu'en France (l'accès à l'IVG y est cependant moins facile car son remboursement est

1. Guttmacher Institute, « Les faits sur l'avortement provoqué dans le monde », novembre 2015, <guttmacher.org>.

2. INED, « Évolution du nombre d'avortements et des indices annuels », 2015, <ined.fr>.

3. Forum parlementaire européen sur la population et le développement, « Contraception Atlas », février 2017, <contraceptioninfo.eu>.

seulement réservé aux femmes les plus démunies). Alors qu'est-ce qui cloche au paradis de la contraception ?

On pourrait croire que les Françaises avortent beaucoup parce qu'elles n'utilisent aucune protection et pourtant, c'est tout le contraire. En France, 65 % des IVG se produisent alors que la patiente utilise une contraception. Plus d'un quart des Françaises qui ont recours à une IVG prennent la pilule[1], cela représente 55 180 avortements par an. Comme nous savons qu'environ 60 % des grossesses non désirées aboutissent finalement à une IVG[2], théoriquement, environ 91 965 grossesses non désirées surviennent par an chez les Françaises qui prennent la pilule. Si les chiffres peuvent paraître impressionnants, cela ne représente qu'un peu plus de 2 % des Françaises sous pilule. L'efficacité de la pilule semble donc très bonne, en théorie comme en pratique, et n'est pas à remettre en question.

Mais ce sont autant d'IVG qui pourraient être évités chaque année si on orientait les femmes vers une contraception plus adaptée. Les contraintes liées à la prise quotidienne obligatoire de la pilule et à un suivi gynécologique régulier par des médecins parfois peu à l'écoute ont quelque peu transformé le droit des femmes à disposer de leur corps en asservissement. Résultat : 90 % des femmes

1. Moreau C., « Un paradoxe contraceptif en France ? ».

2. Bajos N. *et al.*, « Contraception : from accessibility to efficiency », *Human Reproduction*, vol. 18, n° 5, 2003, p. 994-999. Bajos N. *et al.*, « Pourquoi le nombre d'avortements n'a-t-il pas diminué en France depuis 30 ans ? », *Population et Sociétés*, n° 407, décembre 2004.

qui tombent enceintes sous pilule avaient oublié un ou plusieurs cachets ou avaient arrêté temporairement de la prendre. Ce n'est donc pas la méthode qui est à remettre en question mais le fait qu'elle soit adaptée à son utilisatrice. Et de nombreux rapports officiels expliquent que le nœud du problème se trouve dans la relation patientes-prescripteurs. Les critères qui importent pour les femmes passent trop souvent après ceux qui importent au corps médical. Les médecins français poussent quasi systématiquement les jeunes femmes vers la pilule et ne cherchent pas vraiment à leur présenter les autres méthodes disponibles. En conséquence de quoi, une partie des Françaises prennent la pilule à contrecœur. Et c'est là qu'arrivent les accidents. Comme l'explique l'inspection générale des affaires sociales en 2009, « la vie sexuelle des femmes et des couples s'est allongée [et] diversifiée, [or] il n'est pas sûr que la diversification des attentes et des modes de vie s'accommode d'une norme contraceptive inspirée par le schéma d'une sexualité de couple stable. Même lorsqu'elle accompagne une sexualité régulière et reconnue, la prise quotidienne de la pilule tend à être perçue comme une contrainte [...] et une lassitude s'installe dans le temps. » Si une femme prend la pilule pendant trente ans, c'est-à-dire la durée de sa vie féconde, elle doit absorber plus de 8 000 comprimés sans aucun oubli, sans épisode de diarrhée ou de vomissement, sans décalage horaire, et ce, pendant une période de plusieurs décennies. « On comprend, au regard de ces faits très concrets, la difficulté d'effectuer un tel parcours "sans faute". »

Il est important de comprendre que l'oubli de pilule est un phénomène fréquent. Quelques chiffres donnent le tournis : 22 millions de rapports à risque auraient lieu chaque année en France après un oubli de pilule. Selon certaines études, jusqu'à 92 % des femmes oublient leur pilule au moins une à deux fois dans l'année. Autrement dit, presque toutes[1]. *De manière générale*, 20 % des femmes oublient au moins une fois par mois leur pilule et 7 % deux fois ou plus. Une partie d'entre elles ne se protègent pas lors des rapports sexuels suivants[2].

Mais pourquoi les Françaises ont-elles autant de mal à bien prendre leur pilule ? Une étude de 2006 le révèle en partie. Les femmes qui ne la prennent pas avec régularité sont celles qui ont des rapports avec des partenaires sexuels occasionnels, celles qui ont de jeunes enfants et celles qui n'établissent pas de routine autour de la prise de leur contraceptif (prise à heure fixe au moment du repas, par exemple). 20 % des femmes ayant des rapports sexuels réguliers oublient leur pilule contre 43 % de celles ayant des rapports sexuels irréguliers, comme au cours d'un célibat. D'autres études relient l'oubli à ses effets secondaires : plus les femmes ressentent des désagréments

1. Fédération nationale des observatoires régionaux de santé, « Prévention des grossesses non désirées dans trois départements : Rhône, Seine-Saint-Denis, Somme », juin 2004, <fnors.org>. Inspection générale des affaires sociales RM2009-104A, « La prévention des grossesses non désirées : contraception et contraception d'urgence », 2009, <ladocumentationfrancaise.fr>.

2. Moreau C. *et al.*, « Social, Demographic and Situational Characteristics Associated with Inconsistent Use of Oral Contraceptives : Evidence from France », *Perspectives on Sexual and Reproductive Health*, vol. 38, nº 4, 2006, p. 190-196.

fréquents, plus elles sont sujettes à une prise irrégulière [1]. Résultat, des millions de femmes fertiles se voient proposées prioritairement la pilule alors que son efficacité théorique a des failles en pratique. Comme le rappelle un rapport de l'Institut National de prévention et d'éducation pour la santé [2] « en situation courante, l'efficacité de la contraception orale passe de 99,9 % à 92,0 % ». L'Inspection générale des affaires sociales enfonce le clou : « Cet écart particulièrement important entre la théorie et la pratique ne semble guère pris en compte puisque la pilule demeure le moyen de contraception le plus prescrit en France. » Dans le cas des jeunes femmes sans enfants c'est même souvent la seule envisagée ou présentée. Pour l'IGAS, « tous les prescripteurs ne sont pas conscients de la véritable dichotomie qui existe entre les connaissances scientifiques, d'une part, et le vécu subjectif de la contraception, d'autre part ». Et, dans certains cas, « une méthode d'efficacité théorique plus faible mais bien comprise et acceptée par l'utilisatrice

1. Rosenberg M. J. *et al.*, « Causes and consequences of oral contraceptive noncompliance », *American Journal of Obstetrics and Gynecology*, vol. 180, n° 2, supplément, 1999, p. 276-279.

Rosenberg M. J. *et al.*, « Use and misuse of oral contraceptives : risk indicators for poor pill taking and discontinuation », *Contraception*, vol. 51, n° 5, 1995, p. 283-288, Peterson L. S. *et al.*, « Women's efforts to prevent pregnancy : consistency of oral contraceptive use », *Family Planning Perspectives*, vol. 30, n° 1, 1998, p. 19-23. Rosenberg M. J. *et al.*, « Compliance, counseling and satisfaction with oral contraceptives : a prospective evaluation », *Family Planning Perspectives*, vol. 30, n° 2, 1998, p. 89-92 et 104.

2. Institut national de prévention et d'éducation pour la santé, « Les Françaises utilisent-elles un contraceptif adapté à leur mode de vie ? », dossier de presse, octobre 2011, <inpes.santepubliquefrance.fr>.

ou le couple peut se révéler plus efficace en pratique». D'ailleurs, depuis des années, l'Organisation mondiale de la santé sensibilise à cette nécessaire communication médecin-patient. Son message: si l'on veut limiter les IVG, ce sont aux couples et aux femmes de choisir en toute conscience leur contraception. Le rôle du médecin doit être d'«éclairer» ce choix. Tout le contraire du modèle contraceptif rigide à la française.

Autre preuve, s'il en fallait, que ce modèle du «tout pilule» n'est pas l'expression du souhait des femmes elles-mêmes: dès qu'elles le peuvent, elles choisissent d'autres options. Le parcours contraceptif classique d'une Française commence par le préservatif, puis la pilule et enfin le DIU après avoir eu le nombre d'enfants souhaité. Passé trente ans, le DIU devient la première contraception, juste devant la pilule. Est-ce parce qu'il ne nécessite plus d'y penser pendant cinq ans une fois qu'il est posé? Est-ce parce qu'il n'inclut pas de chimie de synthèse? Les statistiques ne peuvent pas le dire. Mais les faits sont là: dès qu'on les «autorise» à opter pour cette contraception, le DIU a la préférence des femmes. Notre modèle contraceptif marche à ce point sur la tête qu'on propose quasi systématiquement la pilule aux femmes qui viennent d'avoir une IVG parce qu'elles avaient mal pris... leur pilule[1]! Un rapide calcul permet pourtant de se rendre compte de l'efficacité redoutable

1. Inspection générale des affaires sociales, «La prévention des grossesses non désirées: contraception et contraception d'urgence», 2009, <ladocumentationfrancaise.fr>.

de dispositifs comme le DIU[1]. Environ 6 180 grossesses non désirées surviendraient chaque année chez les femmes qui portent un DIU, soit moins de 0,2 % d'entre elles, ce qui est très peu. Cela dit, le DIU n'est pas la solution miracle puisqu'il présente des désavantages que nous détaillerons plus loin.

Enfin, preuve ultime de l'absurdité de cet entêtement médical : alors que les femmes utilisent de moins en moins la pilule, le nombre d'IVG n'explose absolument pas. À la suite des scandales de 2012, nous avons traversé une des plus fortes périodes de désaffection envers la pilule (son recours a diminué de près de 10 % entre 2010 et 2013), pourtant nous présentons aujourd'hui un taux d'IVG qui n'a jamais été aussi bas depuis quinze ans[2]. Et tout cela alors que « le nombre de femmes sexuellement actives » augmente[3]. Les faits sont désormais là pour le démontrer, le ciel ne nous tombe pas sur la tête lorsque nous arrêtons la pilule.

Durant cette « crise de la pilule » les femmes ont appris à faire valoir leur avis. Mais il a fallu pour cela qu'elles aient peur pour leur vie. Cette illustration de la puissance des diktats contraceptifs est la preuve flagrante de

1. 2 524 973 femmes et moins d'1,7 % d'IVG sous DIU, anneau ou implant, chiffre auquel on ajoute 40 % puisqu'on considère que 60 % des grossesses non désirées aboutissent à une IVG (voir Bajos N. *et al.*, « Contraception et IGAS, « La prévention des grossesses non désirées ».)

2. Direction de la Recherche, des Études, de l'Évaluation et des Statistiques, « Les interruptions volontaires de grossesse en 2015 », *Études et Résultats*, n° 0968, graphique 1, juin 2016, <drees.social-sante.gouv.fr>.

3. Association nationale des centres d'IVG et de contraception, « IVG, zoom sur les idées reçues », février 2017, <avortementancic.net>.

l'échec d'une politique contraceptive paternaliste. Tôt ou tard, les femmes s'interrogent, se renseignent. Elles se demandent alors pourquoi on ne leur a pas tout dit. Beaucoup confient qu'elles n'auraient pas pris la pilule si on les avait informées de manière plus loyale, transparente et éclairée. C'est souvent au moment où elles l'arrêtent que les femmes s'intéressent à la manière dont elle agit sur leur corps, qu'elles se rendent compte qu'il s'agit d'un médicament puissant aux effets secondaires qui n'ont rien d'anodin. L'essentiel est donc de redonner aux femmes toute leur place dans le choix d'un contraceptif. Il est temps de sortir de cette sorte de dictature contraceptive qui fait passer l'efficacité avant tout, y compris avant le confort de l'utilisatrice. Mais le mal est déjà fait. La situation atteint un tel degré d'absurdité qu'Internet est devenu, pour certaines Françaises, une meilleure source d'information que leur propre gynécologue. D'ailleurs, il s'en dit des choses à propos de ce petit cachet. On entend parfois qu'il est fabriqué à base d'urine de jument et même que ce serait une « castration chimique »…

Comment fonctionne la pilule ?

> « Est-il concevable de bloquer l'ovulation de nos compagnes par des hormones, quand les mêmes effets d'apports similaires chez les animaux sont jugés intolérables ? […] C'est bien gentil d'empêcher l'ovulation en "faisant croire à l'hypophyse" que la femme est enceinte […] mais force est d'admettre qu'en bloquant ainsi la subtile machinerie de la physiologie féminine par un apport massif d'hormones exogènes, la contraception orale n'opère rien de moins qu'une castration. »
>
> Marc Girard, expert des effets secondaires des médicaments auprès des tribunaux, *La brutalisation du corps féminin dans la médecine moderne*.

Commençons par la base. Ce petit cachet, que contient-il ? Des hormones de synthèse, d'accord. Mais synthétisées à base de quoi ? Kristina Gemzell-Danielsson, professeur en gynécologie obstétrique à l'institut Karolinska en Suède (un des instituts de recherche les plus prestigieux au monde et qui travaille beaucoup sur les moyens de contraception) m'explique que cela fait longtemps que les hormones ne sont plus extraites d'urine de jument ou de plantes comme l'igname et la salsepareille. Cela coûtait trop cher et c'était trop compliqué à mettre en place.

Un cycle naturel se déroule de la manière suivante : règles -> pic d'œstradiol -> ovulation -> pic de progestérone -> règles. Le type de pilule que prennent 90 % des femmes est la pilule œstroprogestative (pilule combinée), qui contient deux hormones imitant les hormones naturelles du cycle féminin : un œstradiol de synthèse (très souvent l'ethinylestradiol alias EE2) et un progestatif qui imite la progestérone. Les œstrogènes de synthèse comme l'EE2 sont totalement synthétiques et la plupart des progestatifs sont issus ou inspirés de molécules végétales modifiées en laboratoire [1]. Pour rassurer les utilisatrices au sujet des molécules « totalement synthétiques », l'industrie a développé des pilules qu'elle a qualifiées de « naturelles », comme Qlaira ou Zoely. Elles contiennent des hormones synthétisées à partir de produits comme le soja. Mais pour ce type de pilule comme pour toutes les autres, ces molécules n'ont pas grand-chose de naturel. Elles sont modifiées de très nombreuses fois en laboratoire et elles restent étrangères à notre corps.

Lorsqu'il agit naturellement, notre corps sécrète chaque hormone à une dose et à un moment précis dans un but précis. Les hormones synthétiques sont bien moins subtiles : elles sont présentes en permanence, à des doses constantes et dans des quantités bien supérieures ou bien inférieures à celles de l'hormone qu'elles viennent remplacer. Elles s'invitent de manière plutôt

1. Depuis 1949, on sait fabriquer les œstrogènes, dont l'EE2, de manière purement synthétique (voir Miescher K., « Les hormones oestrogènes, de leur découverte à leur synthèse totale », *Experientia*, vol. 5, nº 1, 1949, p. 1-11) et c'est le cas de la plupart des progestatifs depuis les années 1970.

grossière au sein d'un ballet sophistiqué où chacun a sa place. En temps normal, nos hormones sont produites par des glandes (comme les ovaires) puis passent par le sang et les tissus. Elles agissent à distance sur les organes en activant des récepteurs hormonaux. Chaque hormone est comme une clef qui ouvre son récepteur. Une fois la clef introduite dans la serrure, une série de réactions se met en place : le corps produit des substances essentielles à son bon fonctionnement. Les hormones synthétiques sont en quelque sorte un double des clefs. Malheureusement, ce double n'est pas parfait. Ses crans sont légèrement dissemblables et cela envoie un signal un peu différent qui est à même de perturber tout le système. Ce double a aussi parfois le pouvoir d'empêcher une clef d'entrer dans sa serrure. En bloquant la serrure, il empêche l'hormone naturelle de faire son travail et « casse » toute la chaîne de réaction qui devait se produire ensuite. Comme tout est relié, dans notre corps, une subtile modification d'une seule clef ou d'une seule serrure a des conséquences importantes. Les autres maillons de la chaîne doivent s'adapter, compenser et, parfois ils sont si perturbés qu'ils se mettent à faire n'importe quoi. Enfin, les hormones synthétiques se diffusent dans notre corps par des circuits qui ne sont pas forcément ceux des hormones naturelles. Elles passent par notre œsophage ou nos intestins qui ne sont pas prévus pour les accueillir en aussi fortes doses. Pour résumer, prendre des hormones de synthèse, c'est ingérer, par des circuits inhabituels, des molécules étrangères dans le but de dompter une fonction naturelle précise. Or, comme toucher une seule fonction hormonale sans en perturber de nombreuses autres n'est pas possible, cet acte n'est jamais anodin.

Bon, maintenant, comment ça marche ?

Comment la pilule œstroprogestative arrive à empêcher la grossesse ? Eh bien, en imprégnant le corps d'hormones synthétiques, elle reproduit un état proche de celui d'une femme enceinte. Le cerveau reçoit le message qu'une grossesse a lieu et « endort » les ovaires. C'est comme si la femme vivait en permanence un premier trimestre de grossesse. C'est pourquoi de nombreux effets secondaires de la pilule sont similaires aux symptômes des femmes enceintes. Alors qu'en temps normal le cycle présente un pic d'œstradiol suivi d'un pic de progestérone, quand la grossesse a lieu, œstradiol et progestérones sont sécrétés de manière continue et augmentent progressivement jusqu'à l'accouchement. Pour permettre au fœtus de rester dans l'utérus, la progestérone est présente à des niveaux supérieurs à l'œstradiol. C'est cet état que reproduit artificiellement la pilule. Les hormones naturelles ne sont toutefois pas totalement remplacées par les hormones synthétiques. Le corps continue de produire un peu d'œstradiol, seule la progestérone naturelle disparaît totalement.

La dose d'œstrogène et de progestérone synthétiques qu'ingère une femme sous pilule œstroprogestative est 10 à 100 fois plus élevée que celle que produirait naturellement son corps[1]. Comme certains laboratoires l'indiquent, prendre la pilule revient à ingérer en permanence 30 % d'hormones en plus que ce qui est produit lors d'un cycle normal[2]. Ainsi, les taux d'hormones dans le corps d'une femme sous pilule œstroprogestative ressemblent à ceux d'une femme en début de grossesse. Mais, tromper le corps en lui faisant croire qu'il y a une grossesse alors qu'il n'y en a pas n'est pas un acte insignifiant. Comme l'explique dès 1969 le Dr Herbert Ratner (directeur des services de santé de la ville d'Oak Park, Illinois et pionnier du militantisme en faveur du consentement médical), durant la grossesse, les hormones sont dosées de manière que le sang soit transporté en quantité vers l'utérus qui se dilate et en a besoin. Or, quand le phénomène est artificiellement provoqué mais que l'utérus ne change pas de taille et que ses parois restent amincies, « le sang n'a plus nulle part où aller, s'accumule dans la zone et cela produit une congestion ». Cette congestion peut créer un caillot dans une veine et conduire à une thromboembolie (le caillot remonte, obstrue les poumons et entraîne souvent un arrêt cardiaque). Cet exemple est un des plus impressionnants mais il ne représente que la partie visible de l'iceberg. Car de très nombreux autres processus, plus silencieux, sont à l'œuvre. Le climat hormonal qu'induit la pilule

1. Joyeux H. et Vialard D., *La pilule contraceptive*, Éditions du Rocher, 2013, p. 78. Beguerie F., *Quelle contraception choisir ?*, Mosaïque-Santé, 2015.

2. Joyeux H. et Vialard D., *La pilule contraceptive*, p. 76.

maintient artificiellement et durablement un état censé être passager. Et il le fait sans que le corps soit réellement dans cet état, sans que tous les organes suivent. Cela crée un déséquilibre qui fatigue le corps prématurément. Effets toxiques sur l'ADN, épuisement du système immunitaire, carence en vitamines et minéraux essentiels, etc. Tous les effets secondaires de la pilule trouvent leur racine dans ce déséquilibre initial. Nous y reviendrons en détail dans le chapitre III.

Car la pilule œstroprogestative n'agit pas qu'en mettant au repos l'ovulation. Ses hormones synthétiques agissent sur l'ensemble de notre corps et particulièrement sur les organes sexuels (les ovaires et leurs trompes, l'utérus, le col et la muqueuse interne – endomètre). C'est cela qui lui permet d'être aussi efficace. Pour empêcher les spermatozoïdes de passer, la progestérone synthétique épaissit la glaire cervicale à l'entrée de l'utérus. Elle amincit également les parois de l'utérus (l'endomètre) pour empêcher un éventuel embryon de s'y implanter. Du coup, il n'y a plus de menstruations non plus. Pourtant, me direz-vous, j'ai mes règles sous pilule ! En réalité ce sont de fausses règles. En temps normal, les règles arrivent parce que l'ovulation n'a pas abouti à une fécondation. L'utérus se prépare à accueillir un embryon en épaississant ses parois. Quand le corps se rend compte qu'il n'y a pas eu fécondation, les hormones chutent et l'utérus détruit ces parois épaisses pour en bâtir de nouvelles : ce sont les règles. Avec la pilule les pertes sanguines sont différentes. L'utérus ne s'est pas préparé à accueillir un embryon, il ne s'est pas épaissi. Le saignement est un réflexe déclenché par l'arrêt des hormones mais l'utérus n'a pas de tissu particulier à éliminer. Ainsi, les « règles » sous pilules sont plutôt fluides, courtes et sans douleur (voire absentes). C'est parce que les femmes semblaient psychologiquement perturbées de ne pas avoir leurs menstrues chaque mois qu'on a créé cette « pause hormonale » qui fait croire à un cycle naturel. D'ailleurs, rien ne vous empêche de supprimer ces « fausses règles » puisque rien ne prouve qu'elles aient une quelconque utilité.

Tous ces changements ne sont pas sans effets

La libido est notamment impactée parce que la pilule touche directement aux hormones qui la modulent. Vous avez peut-être déjà entendu dire que la pilule était une « castration chimique ». L'expression paraît étrange, folle. Pourtant, elle décrit bien la réalité. De nombreux spécialistes alertent sur le sujet depuis longtemps. C'est le cas du docteur Marc Girard, spécialiste des effets médicamenteux auprès des tribunaux[1], de Nicolas Lambert, pharmacien d'industrie belge qui a contrôlé pendant des années les hormones contraceptives[2], ou d'Ellen Grant, gynécologue, membre de l'équipe qui fit les premiers

1. Girard M., *La brutalisation du corps féminin dans la médecine moderne*, p. 98 et 111.

2. Lambert N., *La pilule, un bienfait pour ma santé, ma fertilité ?*, Éditions Connaissances et Savoirs, 2016.

essais londoniens sur la pilule[1]. On entend souvent dire que le désir, c'est surtout dans la tête. C'est en partie vrai, puisque nous faisons partie des rares êtres vivants qui s'accouplent hors des périodes fertiles. Mais il a été largement démontré que le désir sexuel est influencé par nos hormones, notamment la testostérone, chez les deux sexes. Or, de par son fonctionnement, la pilule œstroprogestative impacte fortement trois hormones essentielles au désir sexuel féminin : la testostérone, les œstrogènes et la progestérone. Au cours du cycle naturel, le pic d'œstradiol, qui a lieu huit jours avant l'ovulation, augmente le désir et la lubrification vaginale. Quelques jours plus tard, la testostérone augmente et accroît encore le désir. Au cours de cette période du cycle, la femme a des rapports sexuels jusqu'à 24 % plus fréquents[2]. Enfin, une fois ce pic de l'ovulation passé, œstradiol et testostérone diminuent et la progestérone prend le relais. Or, on l'a découvert il y a peu, la progestérone a tendance à inhiber le désir sexuel[3]. La pilule supprime ce pic d'œstrogène pré-ovulation, baisse jusqu'à 50 % la testostérone et imprègne en permanence le corps de fausse progestérone. Elle raréfie donc les deux principales hormones du désir chez la femme et augmente en permanence la seule qui contribue à le

1. Grant E., *Amère pilule*, François-Xavier de Guibert, coll. « Écologie humaine », 2013, p. 23.

2. Wilcox A.J. *et al.* « On the Frequency of Intercourse Around Ovulation : Evidence for Biological Influences », *Human Reproduction*, vol. 19, n° 7, 2004, p. 1540.

3. Roney J., Simmons Z., « Hormonal predictors of sexual motivation in natural menstrual cycles », *Hormones and Behavior*, vol. 63, n° 4, 2013, p. 636.

diminuer[1]. De plus, avec les pilules à faibles doses d'œstrogènes (2e, 3e et 4e générations) la lubrification vaginale est rendue plus difficile, ce qui peut, à la longue, rendre les rapports pénibles.

Quand on applique exactement le même procédé chez l'homme (réduire la production de sa principale hormone du désir sexuel), on appelle cela une castration chimique. C'est ce qu'on fait aux délinquants sexuels ou aux pédophiles en leur administrant des hormones qui diminuent le taux de testostérone produite par leurs testicules. La pilule a beau ne pas être utilisée aux mêmes fins, son fonctionnement est similaire. Ainsi, affirmer que la contraception hormonale n'a aucune action sur l'élan sexuel est soit malhonnête, soit la preuve d'une ignorance quant à son fonctionnement. C'est une réalité qui n'est jamais entendue aussi crûment, mais le fonctionnement même de la pilule la rend particulièrement incompatible avec une quelconque « libération sexuelle ». Certains professionnels avancent que les études scientifiques en la matière sont faibles et qu'il n'y a pas consensus. Mais il n'est même pas nécessaire d'aller jusque-là. Il suffit d'observer les bases du fonctionnement de la pilule pour comprendre que, de manière tout à fait logique et mécanique, elle entraîne une baisse du désir sexuel.

1. La pilule progestative a le même effet sur la libido puisqu'elle contient uniquement des progestatifs et que ce sont précisément eux qui diminuent le taux de testostérone et instaurent un climat progestatif qui contribue à la diminution du désir.

Cet effet indésirable de la pilule est au moins reconnu puisqu'il figure sur les notices de la plupart des pilules dans la catégorie « effets indésirables peu fréquents ». Mais entre ce qu'expérimentent les femmes et ce que veulent bien reconnaître les notices, l'écart est énorme. Les rares études réalisées à ce sujet révèlent que 20 à 40 % des femmes se plaignent d'une baisse de libido sous pilule[1]. Dans un sondage réalisé auprès de 3616 femmes pour ce livre, 46 % d'entre elles déclarent ressentir une baisse de libido sous pilule. On peut donc observer le décalage entre ce qui est (le fonctionnement de la pilule diminue mécaniquement les hormones du désir), ce qui est perçu (20 à 46 % des femmes déclarent souffrir de baisse de libido sous pilule) et ce qui est communément accepté par les prescripteurs (la baisse de libido sous pilule n'existe pas ou est très marginale). Mais tout cela n'est pas étonnant. De nombreux patients ont du mal à relier un effet secondaire avec un traitement et les médecins peuvent de moins en moins prendre le temps de les écouter (quand ils ne discréditent pas d'avance leur discours). Ainsi, si les femmes veulent qu'on respecte leur bien-être, c'est à elles de faire valoir leur ressenti immédiat, sans attendre que la science veuille bien le reconnaître après des dizaines d'années de recherches.

Enfin, parmi les pilules œstroprogestative (ou combinées) qui sont le plus couramment prescrites, on

1. Van Lunsen R. H. W. (centre hospitalier universitaire d'Amsterdam), « Pilule et libido », intervention au XVIIe salon de gynécologie obstétrique pratique, qui s'est tenu à Paris, en 2007.

distingue quatre générations. Chaque génération correspond aux évolutions de compositions. Les « premières générations » sont les pilules des années 1960, les plus fortement dosées en œstrogènes. Leurs principaux effets secondaires sont les nausées, migraines et tensions mammaires. Il n'y en a désormais plus aucune sur le marché car leurs dosages hormonaux étaient trop élevés (en France, la dernière qui était encore vendue, Triella, a été jugée trop peu rentable par les laboratoires, qui ont arrêté sa commercialisation en juillet 2016). Les pilules de deuxième génération, comme Minidril, Leeloo, Adépal, Trinordiol ou Stéridril ont été développées dans les années 1970 et 1980 avec des doses d'œstrogènes plus faibles afin de diminuer les effets secondaires indésirables. Dans les années 1990, les pilules de troisième génération font leur apparition avec des progestatifs nouveaux qui diminuent l'acné et les effets négatifs sur le système cardio-vasculaire mais qui augmentent le risque de thromboembolie. Parmi ces pilules, on peut citer Varnoline, Mercilon, Désobel, Mélodia, Harmonet, Minulet, Monéva ou Méliane. Ces pilules sont mises sur le marché alors qu'on sait qu'elles augmentent les risques graves pour la santé et que rien ne permet de dire de manière certaine qu'elles apportent de réels bénéfices[1]. Un comportement qui, vous le verrez,

1. Quelques années après leur mise sur le marché, dès 1995, le Collège national des gynécologues et obstétriciens français écrivait : « La littérature concernant la tolérance clinique de ces nouvelles préparations contraceptives est très abondante. Cependant peu d'études répondent aux critères rigoureux scientifiques [et sont] donc difficilement interprétables. Toutefois, parmi les quelques études publiées, aucune ne montre une moins bonne tolérance

accompagne la contraception hormonale depuis le début de son histoire. Enfin, les dernières venues, les pilules de 4e génération ont vu le jour plus récemment sous les noms de Jasmine, Jasminelle, Yaz, Qlaira, Bélara et Zoely. Leur particularité ? Elles contiennent un progestatif appelé drospirénone. Selon les laboratoires ce progestatif évite de prendre de poids, voire en fait perdre. Un argument marketing qui s'est révélé totalement bidon. Les pilules en question permettent seulement de limiter la rétention d'eau, ce qui ne revient pas à perdre du poids. En échange de cet « avantage », un danger bien réel : un risque de thromboembolie multiplié par trois (vis-à-vis des pilules de deuxième génération qui multiplient déjà elles-mêmes ce risque par deux comparé à une femme qui ne prend pas la pilule).

Hormis cette pilule œstroprogestative, qui est la plus répandue, il existe des pilules sans œstrogènes : les pilules progestatives. Elles ne contiennent qu'une progestérone de synthèse et leur prise doit être continue pour être efficace. Ce type de pilule permet de réduire fortement les risques d'AVC et d'accidents thromboemboliques et est souvent prescrit aux femmes pour lesquelles les œstrogènes sont contre-indiqués (antécédents de phlébite ou de maladie cardio-vasculaire). Ses effets secondaires sont quelque peu différents de ceux des pilules œstroprogestatives et sont

clinique des pilules minidosées de 3e génération par rapport aux pilules plus anciennes en termes de nausées, vomissements, céphalées, acné, douleurs variqueuses ou prise de poids. » (Collège national des gynécologues et obstétriciens français, « Extrait des Mises à jour en gynécologie et obstétrique », t. XIX, 1er décembre 1995).

également moins étudiés. À l'inverse de la pilule œstroprogestative, elle ne met pas toujours l'ovulation au repos et agit principalement en épaississant la glaire cervicale (qui se trouve dans le col de l'utérus) afin d'empêcher l'accès aux spermatozoïdes. Afin de bien différencier ce type de pilule (pris par environ 10 % des Européennes) de la pilule œstroprogestative (prise par 90 % des Européennes), nous détaillerons tout au long de l'ouvrage les effets spécifiques à chacune.

En 2013, en France, la majorité des Françaises prennent une pilule de deuxième génération (59 % des pilules utilisées). Un quart utilisent des pilules de 3e ou de 4e génération (25 % des pilules) et 16 %, des pilules progestatives. Parmi tous ces contraceptifs, on distingue encore trois sous-types selon la dose d'hormone contenue dans chaque cachet. Les pilules monophasiques (comprimés de même dose et de même couleur à prendre pendant 21 jours avec une pause de 7 jours), les biphasiques (7 comprimés moins dosés et 14 plus fortement dosés) et les triphasiques (trois semaines, chacune à dosage différent). Les pilules triphasiques, qui tentent de « reproduire » au plus près le cycle naturel de la femme, ont été inventées dans l'idée de réduire les effets indésirables mais, pour une raison inconnue, elles en entraînent encore plus.

Pour conclure, la pilule, par un apport d'hormones synthétiques, met en veille tout le processus physique qui amène la femme à ovuler (ou agit plus précisément sur certains organes), et ce, afin d'éviter la grossesse. Les hormones que produit la femme lors de son cycle naturel sont alors totalement ou partiellement remplacées par des imitatrices extérieures. Or, les hormones naturelles ont un rôle crucial dans notre corps et notre santé. Lors de la puberté, par exemple, elles permettent de développer l'appareil génital et les glandes mammaires. Elles régulent également notre température, nos humeurs et la quasi-totalité de nos fonctions corporelles. Notre système endocrinien est tout simplement le chef d'orchestre de notre corps. Depuis les années 1930, nous savons qu'une exposition à une certaine dose d'hormones synthétiques favorise la survenue de cancers [1] et de nombreux effets secondaires. À la fin des années 1950, quand la pilule a été créée, nous ne savions toujours pas précisément comment ces hormones agissaient. Nous savions que jouer avec nos hormones n'était pas anodin et nous n'avions aucun recul sur les effets d'une prise à long terme. Pourtant, nous les avons prescrites sans hésiter à des millions de jeunes femmes en parfaite santé. Des risques, impossibles à évaluer, ont été considérés comme « acceptables ». Comment cela a-t-il pu se produire ? Qui en a décidé ainsi ? C'est ce que vous allez découvrir en vous plongeant dans l'étonnante histoire de la naissance de la pilule.

1. C'est le cas des œstrogènes de synthèse. Quant aux effets de la progestérone synthétique, nous en avons pris plus récemment la mesure. Comme cela a été le cas avec les pilules de quatrième génération et leur risque plus élevé de thromboembolie.

II

La naissance de la pilule : une aventure un peu trop précipitée et parfois… misogyne !

« Malgré l'effet positif substantiel de la pilule, son histoire est marquée par une absence de consentement, de divulgation complète des informations, de choix éclairés et de recherche cliniquement pertinente en matière de risque. »

Dr Pamela Verma Liao de la fédération des femmes médecin du Canada, « Un demi-siècle de la pilule contraceptive orale », 2012.

La pilule a été une découverte importante. Il serait malhonnête d'affirmer le contraire. Mais idéaliser ou enjoliver son histoire, comme on l'entend trop souvent, est dangereux. Cela paralyse toute liberté de parole sur ce sujet. Observer la réalité des faits permet de remettre les choses à leur juste place. L'histoire de la pilule apporte un éclairage puissant sur la crise qu'elle traverse aujourd'hui. Science balbutiante, misogynie, minimisation des effets secondaires ; tout était déjà là. Avec le recul, on se dit qu'on aurait presque pu prédire ce que lui reprocheraient les femmes soixante ans plus tard.

En effet, ironie mordante, la pilule a vu le jour grâce à des mouvements politiques et idéologiques n'ayant aucun intérêt pour le bien-être féminin. La première pilule a été inventée dès 1930 en Hongrie sous le nom d'Infecundin® mais elle ne sera jamais commercialisée. C'est une certaine Enovid® qui fera un carton mondial vingt-sept ans plus tard. Celle qui a mobilisé toute son énergie pour la développer s'appelle Margaret Sanger. Infirmière américaine et féministe de la première heure, Margaret Sanger est une forte tête qui trouve toujours un moyen d'arriver à ses fins.

La revanche d'une orpheline

Née en 1879, à New York, au sein d'une famille ouvrière d'origine irlandaise, elle est très vite confrontée à la dureté de la vie. De ses faubourgs crasseux et surpeuplés, elle regarde, émerveillée, les dames des beaux quartiers. Elle envie ce monde où les gens sont si propres, si polis. Où les fratries sont composées de quelques enfants bien élevés. Sa mère, elle, n'a pas la même vie. En société, son père tient des discours très féministes mais ses belles idées ne franchissent pas la porte de la cuisine ou de la chambre. Il a beau clamer qu'il est pour le droit de vote des femmes, il passe son temps à se distraire pendant que sa femme nettoie, coud et cuisine pour leurs onze enfants. Après vingt-deux années de mariage à ce rythme et dix-huit grossesses, la mère de Margaret meurt prématurément d'une tuberculose. Margaret en est persuadée : si elle est orpheline c'est à cause de l'appétit sexuel de son père. Il lui fera subir des attouchements. Malgré tout, la petite fille n'a que dix ans et son père devient la figure centrale de sa vie. Elle n'a plus que lui à admirer. Ce vétéran de la guerre de Sécession reconverti en tailleur de pierre lui transmet ses dons d'orateur et un goût prononcé pour le whisky irlandais. Il est aussi ouvertement agnostique et a des idées plutôt en avance sur son temps. À cause de cela, dans la rue, Margaret et ses frères et sœurs sont surnommés les « enfants du diable ». Une stigmatisation injuste qui la rendra plutôt méfiante à l'égard de tout ce qui a trait à la religion.

Une fois adulte, elle devient une belle femme au physique délicat et gracieux. Elle est tout en contrastes. Son menton relevé semble défier le monde mais ses yeux mélancoliques et son sourire gêné trahissent une certaine timidité. C'est une introvertie qui se fait violence pour avoir l'air forte. Et de force elle ne manque pas. Margaret agit avec une liberté inouïe pour une femme de son époque. Elle a toujours côtoyé les milieux masculins, son éducation a été faite par un homme. Maintenant qu'elle est adulte, elle ne voit pas pourquoi elle devrait restreindre la liberté de parole et de mouvement dont elle jouissait enfant. Elle a un appétit sexuel dévorant et proclame à qui veut l'entendre que le sexe est au centre de tout. Pour elle, c'est la voie royale de l'épanouissement personnel, du bonheur. À vingt-deux ans, elle épouse un architecte qui l'aime d'un amour profond et fidèle. Mais ce mariage se transforme pour elle en une domesticité forcée. Elle n'entend pas limiter ses relations sexuelles et amoureuses à un seul partenaire. Après trois grossesses, elle annonce à son mari qu'elle ne supporte plus leur paisible vie pavillonnaire. La petite famille déménage alors au cœur de New York. Margaret goûte à l'émulation intellectuelle et libertaire qui y règne en ce début de siècle. Elle se sent revivre, elle se sent utile. Mais la frustration pointe à nouveau le bout de son nez. Infirmière auprès des migrants massés dans les ghettos new-yorkais, elle assiste chaque jour aux ravages de la prohibition contraceptive. Grossesses à répétition, conditions hygiéniques déplorables, enfants mal nourris… Quand elle rencontre des figures du mouvement féministe de l'époque, c'est le déclic. La voilà, l'occasion de transformer son impuissance et de faire de ses blessures d'orpheline meurtrie une force au service de femmes démunies.

Quand le féminisme s'allie à l'eugénisme

Margaret est persuadée que si les femmes prennent le pouvoir au lit, elles en feront autant dans toute la société. Et elle fait part de cette théorie en écrivant des ouvrages au contenu très osé pour l'époque. Dès 1913, dans *Ce que toute fille devrait savoir*, elle explique aux femmes que la masturbation n'a rien de diabolique. Un an plus tard, elle fonde le périodique *La Femme rebelle* qui fait figurer à chaque tirage l'adage suivant : « Les femmes rebelles réclament : le droit à la paresse, le droit d'être mère célibataire, le droit de détruire, le droit de créer, le droit d'aimer, le droit de vivre. » Un peu trop révolutionnaire pour son époque, Margaret est mise en accusation. Un de ses articles donne des informations sur la contraception. Or, c'est strictement interdit par les lois en vigueur. Pour échapper à l'emprisonnement, elle quitte précipitamment mari et enfants et s'exile en Europe, ce qui met fin à son mariage. Lors de ce voyage, elle fait une rencontre qui marque un tournant de sa vie. Il s'appelle Henry Havelock Ellis. Il est britannique. C'est un des fondateurs de la sexologie, l'auteur de monumentales *Études de psychologie sexuelle*, qui ont provoqué des débats houleux dans toute l'Europe aussi bien qu'aux États-Unis, et l'un des psychologues les plus réputés de sa génération. Vice-président de la Société eugéniste, il l'initie à cette pensée qui ne la quittera jamais. Réduire la misère en n'autorisant à se reproduire que ceux qui ont un capital génétique jugé « avantageux », l'idée lui plaît. Margaret ne supporte plus toute cette misère. Ces enfances, comme la sienne, brisées par la pauvreté d'un foyer qui doit nourrir dix bouches. Lorsqu'elle revient en 1915 à New York, elle ramène l'eugénisme dans ses bagages et popularise le terme « contrôle des naissances ». Entre-temps, la justice a décidé qu'il était possible de faire la promotion des contraceptifs pour prévenir les maladies, et sa condamnation est annulée.

Faisons un bond en avant de six ans. En 1921, Margaret a quarante-deux ans et elle a perdu ses illusions de jeunesse. Cela fait vingt ans qu'elle se bat pour la contraception et tout cela avance avec une lenteur désespérante. Les classes populaires qu'elle côtoie semblent ne faire aucun effort pour réduire leur taux de natalité et les politiques persistent dans leur ligne puritaine. La jeune idéaliste a fait place à une femme plus pragmatique et autoritaire. Elle n'est qu'une femme modeste et ce monde est dirigé par l'argent et les hommes. Mais une occasion inespérée se présente. James Noah Slee, riche homme d'affaires de vingt ans son aîné, craque pour elle. Il a un physique quelconque, le visage rougeaud, et le coup de cœur n'est pas réciproque, mais c'est l'occasion de faire avancer sa cause. Elle propose donc un marché au millionnaire. Elle l'épousera à deux conditions : il doit financer son mouvement de contrôle des naissances et accepter qu'elle conserve une totale autonomie (ils vivront dans des appartements séparés). Elle explique alors à une amie : « Je n'ai vraiment pas envie d'épouser n'importe qui, et encore moins un bigot guindé qui ne s'intéresse même pas à l'art ou à quoi que ce soit… Mais bon, combien de fois aurais-je l'occasion dans ma vie de rencontrer un homme qui vaut neuf millions de dollars [1] ? » Durant leur union, bien qu'elle passe très peu de temps en sa compagnie, Noah Slee fournit

1. Gray, M., Margaret Sanger : *A Biography of the Champion of Birth Control*, Richard Marek Publishers, 1979, p. 167.

la quasi-totalité des fonds nécessaires à la création et au fonctionnement des organismes par lesquels Margaret diffuse ses idées. Quand il décède, en 1943, elle hérite de sa fortune. Elle a désormais soixante-quatre ans. Elle est riche, influente et cherche plus activement un moyen de développer un moyen de contraception infaillible. Les années passent et nous arrivons à l'hiver 1950. Margaret a soixante et onze ans et compte bien continuer à se battre pour régler les problèmes de surpopulation qui, selon elle, menacent l'avenir du monde. Elle croit avoir enfin trouvé quelqu'un de suffisamment audacieux pour tenter l'aventure : le biologiste Gregory Goodwin Pincus.

Gregory Pincus : Einstein ou Frankenstein ?

Comme elle, Gregory Pincus est originaire d'une famille d'immigrés. Ses parents, Juifs d'Europe de l'Est, se sont implantés dans une communauté agricole du New-Jersey où son père enseigne l'agriculture avec passion et sa mère s'occupe du foyer. Gregory est l'aîné d'une fratrie de six enfants et son père, comme celui de Margaret Sanger, a l'esprit résolument moderne. Il croit fermement que la science peut améliorer la vie des hommes. Sa mère, comme la majorité des femmes de l'époque, n'a pas vraiment d'autre choix que de sacrifier sa vie à ses enfants. Adolescent idéaliste, Gregory ne fait jamais dans la demi-mesure. Émotif, passionné, il a des difficultés à se contenir, ce qui est parfois à la limite du supportable pour ses proches. Côté cœur, il aime les femmes d'une manière plutôt « polygame », ce qui lui vaut de perdre sa première petite amie. Sur ce point, il a su s'éloigner de l'éducation traditionaliste et stricte transmise par ses parents. Dans un courrier qu'il adresse étant jeune à sa mère, il explique que, malgré tout l'amour qu'il lui porte, il ne partage pas ses opinions sur la morale. Pour lui, la pulsion sexuelle n'est « ni basse, ni sacro-sainte, ni sacrée » mais plutôt quelque chose de fondamentalement « normal, propre et relevant de l'instinct vital ». Cela ne doit pas être vu comme un acte « coupable ».

Ambitieux, Pincus quitte sa famille pour aller étudier à l'université de Cornell, où il s'intéresse à la génétique. À vingt-quatre ans il obtient son doctorat et voyage en Angleterre et en Allemagne grâce à une bourse. Les rencontres qu'il y fait lui donnent envie de se spécialiser en biologie de la reproduction et de la génétique, une discipline montante à l'époque. La même année, il se marie avec une femme de quatre ans son aînée, Elizabeth Notkin. Grande gueule indépendante, Elizabeth fait preuve d'un anticonformisme peu courant en ce temps-là pour une femme éduquée. Elle adore bousculer les conventions, dire des grossièretés que personne n'attendrait de la part d'une jeune femme. Et elle n'est pas la seule à bousculer Gregory. Professionnellement, il fait ses armes auprès d'un mentor qui lui apprend à pratiquer une science audacieuse et « agressive », Une chose qu'il ne faut pas lui dire deux fois. En 1934, à trente et un ans, il fait une entrée fracassante sur la scène scientifique. Il réalise la première fécondation *in vitro* de lapines. La presse le compare à Frankenstein. Animé des meilleures intentions du monde, il serait le créateur d'abominations. Sur des photos prises pendant cette période, le voit poser pour les magazines, une lapine dans les bras. Il est de constitution mince et nerveuse. Avec ses cernes prononcés et sa touffe de cheveux bruns mal peignés, il a des airs de savant fou à la Einstein. Et pour cause, la tête penchée nuit et jour sur ses éprouvettes, il passe sa vie à travailler. Il publie d'ailleurs en 1936 un livre sur le système reproducteur des mammifères, qui a un retentissement mondial. Malheureusement, cela ne suffit pas à faire oublier son image de Frankenstein. Il entre à Harvard l'année suivante mais son esprit têtu et empressé continue à le desservir. Le temps de la science ne s'accorde pas avec son impatience. C'est plus fort que lui : même lorsque ses recherches n'en sont qu'au stade préliminaire, il ne peut se retenir d'en parler à la presse. Or, ses idées de manipulation du vivant effraient. Après quelques années à ce régime, plus aucun de ses collègues ne veut associer son nom à ses recherches sulfureuses. Quand il rencontre Margaret Sanger pendant l'hiver 1950, il a quarante-sept ans et traverse une mauvaise passe. Il a beau être un des biologistes les plus qualifiés en matière de reproduction des mammifères, ses recherches sur la fécondation *in vitro* ont ruiné sa réputation. Les journaux le qualifient de « déviant » qui souhaite « créer un monde où les femmes domineraient ». Il perd ses derniers soutiens. Les doyens d'Harvard le poussent progressivement vers la sortie. Plus aucune université n'accepte de financer ses recherches. Au fond du trou, Pincus décide de voler de ses propres ailes et crée son propre laboratoire. En 1944, il procède à une collecte de dons en porte à porte et achète une vieille maison dont il aménage le garage pour ses expériences. La fondation Worcester pour la biologie expérimentale est née. Elle deviendra un haut lieu de recherche appliquée sur les hormones. C'est là que sera inventée la pilule. Mais pour cela, il faudra lever des fonds, beaucoup de fonds… Un soutien financier qui ne viendra pas uniquement des féministes, comme nous pourrions l'imaginer, mais également de nombreux courants aux intentions bien moins louables…

Eugénisme, peur du communisme, tensions raciales : une naissance portée par des courants bien éloignés du féminisme

Au début des années 1950, le souvenir des horreurs eugénistes commises par les nazis pendant la guerre au nom de la science semble s'estomper. Ou tout du moins, suffisamment pour qu'il règne aux États-Unis, dans la communauté scientifique aussi bien que dans une partie de l'opinion publique, une atmosphère grisante où le « tout science » est exalté. La science montre la voie, et les scientifiques sont les nouveaux héros du monde moderne, apaisant les douleurs et éradiquant les maladies. On comprend de mieux en mieux les mécanismes biologiques qui régissent le corps et on cherche à en trouver des applications médicales. Pincus sait par exemple que la progestérone permet d'arrêter l'ovulation. Alors, quand Margaret Sanger vient le rencontrer un soir de l'hiver 1950 et lui offre deux mille dollars pour procéder aux premières recherches, il accepte sans hésiter.

Une pilule pour empêcher les pauvres, les minorités ethniques et les malades mentaux de se reproduire ?

Les fonds avancés représentent trois fois moins que ce qu'il faudrait pour conduire une telle étude. Il faut vite partir à la recherche de nouveaux donateurs. Margaret sait parfaitement qui cela peut intéresser. Comme elle, les élites occidentales de l'époque s'inquiètent beaucoup des effets potentiels de la surpopulation. Une peur presque irrationnelle les assaille. Certains supputent que si les pauvres continuent à se reproduire à cette vitesse, ils vont finir par les dominer, puis les renverser. Ils sont effrayés à l'idée que des hordes de populations du tiers-monde puissent venir submerger l'Occident. Margaret a toujours ses idées féministes mais, depuis longtemps, elle voit dans la contraception l'occasion de mettre en pratique son idéologie eugéniste. Avec l'âge, elle durcit son discours. Les principes eugénistes des cercles où elle évolue ont déteint sur elle. Elle considère que « toutes les misères du monde sont imputables au fait qu'on permet aux irresponsables ignorants, illettrés et pauvres de se reproduire sans que nous ayons la moindre maîtrise sur leur fécondité [1] ». D'après elle, « les parents devraient avoir à demander le droit d'être parents de la même manière que les immigrés demandent un visa pour entrer dans un pays ». Encore plus hardie dans sa correspondance personnelle, elle écrit en 1950 dans une lettre à Katharine McCormick « Je crois qu'il faudrait, là, tout de suite, une campagne de stérilisation nationale envers les dysgéniques [2], qui sont encouragés à proliférer et qui ne survivraient pas si le gouvernement n'était pas là pour les nourrir. » Veuve multimillionnaire, Katharine McCormick adhère à la vision du monde et au projet de Sanger. Connaissant

1. Cité dans Drogin E., Margaret Sanger : Father of Modern Society, New Hope (KY), Catholics United for Life Publications, 1986 [1979].

2. Terme utilisé à l'époque par les eugénistes pour désigner les indigents et les délinquants, qui pourraient, en se reproduisant, nuire à l'héritage génétique de l'espèce humaine.

Margaret depuis la fin des années 1940, elle soutiendra autant qu'elle le pourra son amie en finançant une bonne partie des recherches sur la pilule contraceptive. Sanger est donc la première à mettre la main au porte-monnaie mais ses donations sont loin d'être suffisantes. Le Planning familial américain contribue aussi mais de manière assez modeste. Katharine McCormick et la société Searle (qui fabrique les hormones contenues dans la première pilule) deviennent de forts soutiens financiers. Mais, finalement, plus de la moitié des fonds seront avancés par une cinquantaine de donateurs, la plupart eugénistes.

Une solution pour barrer la route au communisme et endiguer les émeutes raciales ?

Des féministes ont aussi participé à son lancement et l'ont fait avec des intentions louables, mais leur apport financier est marginal. Sans les fonds eugénistes, la pilule n'aurait pas été développée comme elle l'a été. Or, quand on s'intéresse en détail à l'idéologie de ceux qui ont porté ce projet de contraception orale, cela fait froid dans le dos. Dans cette Amérique de décideurs blancs où l'eugénisme est en vogue, beaucoup voient dans la pilule un moyen d'éviter la surpopulation, d'« épurer la race », et, aussi… de barrer la route au communisme. Nous sommes en pleine guerre froide, le « péril rouge » menace. Endiguer les naissances pour supprimer la tentation communiste apparaît comme un enjeu crucial. Illustration de cet état d'esprit, *La bombe de la population*, pamphlet largement diffusé, explique : « Nous ne sommes pas particulièrement intéressés par les aspects sociologiques ou humanitaires du contrôle des naissances. Nous sommes intéressés par l'utilisation que les communistes ont des personnes affamées pour servir leur volonté de conquérir la terre. » Édifiant. Et ce seront principalement des eugénistes de cette trempe qui soutiendront financièrement le développement de la pilule contraceptive.

Clarence Gamble, par exemple, eugéniste « pratiquant » et héritier de la célèbre société Procter & Gamble. Millionnaire à la vingtaine et docteur en médecine, il a en grande partie financé et organisé les essais de Porto Rico, sans lesquels nous n'aurions pas aujourd'hui la contraception orale. Il est aussi un pilier de la ligue de l'Amélioration humaine de Caroline du Nord, qui a participé de 1947 à 1977 à des programmes de stérilisation – avec ou sans consentement – sur les classes populaires dans le but d'« améliorer le patrimoine génétique du pays » et de « réduire le fardeau de l'État ». Car, oui, les eugénistes ne visaient pas que les populations du tiers-monde, ils ont aussi mis en pratique leurs idées à l'intérieur des frontières américaines. C'était, pour beaucoup, l'occasion de maîtriser les classes populaires. Et la contraception n'est devenue un vrai sujet de politique nationale que dans les années 1960, lorsque les émeutes raciales se sont multipliées. Les élus de l'époque se préoccupaient de la prolifération des classes noires et hispaniques et ils ont alors mis en place des politiques publiques pour les encourager (voire les forcer) à diminuer leur fertilité. Ces idées ont fait avancer la contraception bien plus vite que n'importe quelle idée féministe comme celles que Sanger propageait.

Et cela tombe bien pour elle, car Margaret est autant eugéniste que féministe. Clarence Gamble et elle se connaissent très bien. Depuis les années 1930, ils participent ensemble à de nombreux projets eugénistes visant, entre autres, les communautés noires américaines. La fille d'immigrés pauvres a gravi les échelons de la société. Elle donne désormais des conférences devant le Klu Klux Klan, qui partage ses idées de limitation de naissances chez les pauvres, les faibles et les gens de couleur. D'ailleurs, Margaret Sanger ne le cache pas : la pilule est le moyen de procéder à un eugénisme de masse. Comme elle l'écrit : « si la campagne pour le contrôle des naissances n'est pas simplement inspirée de l'eugénisme, ses buts sont pratiquement identiques [1] ». Dans son esprit, laisser les classes populaires se reproduire relève du « sentimentalisme stupide ». Il faut agir de toute urgence, quitte à les forcer en adoptant des méthodes « drastiques et spartiates » [2]. Margaret Sanger a donc porté la naissance de la pilule mais, le moins qu'on puisse dire, c'est que ses idées ne sont pas à aduler ou à admirer pour autant. Elle, et presque tous ceux qui ont financé la pilule, avait des pensées eugénistes très

1. Sanger M., « The Value of Birth Control Propaganda », *Birth Control Review*, vol. 5, n° 10, octobre 1921, p. 5.
2. Sanger M., *The Pivot of Civilization*, Brentanos, 1922.

dures. Pour mieux comprendre leur vision du monde, il suffit de se replonger dans les propos que tenait publiquement Margaret Sanger :

« L'eugénisme est [...] le chemin le plus adéquat et le plus efficace pour résoudre les problèmes raciaux, politiques et sociaux. [...] Le contrôle des naissances doit finalement conduire à une race plus propre [1]. »

« [Les Slaves, les latins et les immigrants hébreux sont] de mauvaises herbes humaines [...] un poids mort de déchets humains... [Les Noirs, les soldats et les Juifs sont une] menace pour la race. [...] La stérilisation eugénique est un besoin urgent [...]. Nous devons empêcher la multiplication de ces mauvaises lignées [2]. »

« La société est divisée en trois groupes. Le premier est composé des membres intelligents et riches des classes supérieures qui ont acquis la connaissance du contrôle des naissances et l'exercent dans la régulation de la taille de leur famille. Ils ont seulement des enfants quand ils le désirent. [Ce sont] les membres les plus respectables et les plus moraux de la communauté [...] et l'ensemble de la société s'accorde à dire qu'ils doivent perpétuer leur genre. Le deuxième groupe est également intelligent et responsable. Il est composé de gens qui désirent contrôler la taille de leur famille, mais n'ont pas accès aux connaissances nécessaires ou à leur mise en pratique. Le troisième groupe est celui des gens irresponsables et

1. Sanger M., Woman, *Morality, and Birth Control*, New York : New York Publishing Company, 1922, p. 12.

2. Sanger M., *Birth Control Review*, avril 1933.

irréfléchis. […] Beaucoup de gens de ce groupe sont malades, faibles d'esprit, et dépendent totalement du soutien des membres normaux de la société. Il n'y a aucun doute dans l'esprit de tous les gens réfléchis que ce groupe devrait arrêter de procréer. S'ils ne sont pas capables de s'occuper d'eux-mêmes, ils ne devraient pas être autorisés à apporter leur progéniture dans ce monde […] Nous allons donc poursuivre notre croisade jusqu'à ce que tout cela cesse. Nous désirons arrêter à sa source la maladie, la pauvreté, la faiblesse et la folie qui existent aujourd'hui, car celles-ci abaissent le niveau de la civilisation et contribuent à la détérioration de la race[1]. » Sanger le dit clairement : les classes favorisées connaissaient déjà la limitation des naissances. Aussi, la pilule a été imaginée pour les femmes « pauvres », « irréfléchies » ou « débiles », qui ne savent pas limiter les grossesses. À aucun moment il n'était question de leur confort ou de leur bien-être.

Certains tentent de nous faire croire que Margaret Sanger n'a jamais pensé cela. Qu'elle aurait en réalité « porté des masques pour favoriser sa cause[2] ». Mais sa correspondance privée démontre qu'elle a porté ces idées dans son cercle proche et jusqu'à la fin de sa vie alors même qu'elle n'y avait plus aucun intérêt. Il en va de

1. *The Margaret Sanger Papers Microfilm Edition,* University Publications of America, Smith College Collections, 1996.

2. « Anti-Sanger billboard again the center of controversy », publié le 17 mars 2011 par le *Margaret Sanger Papers Project* (université de New York, département d'histoire), <sangerpapers.wordpress.com>.

même pour Clarence Gamble dont la façade philanthropique et humanitaire cache une idéologie autoritaire et raciste qui a bafoué à de nombreuses reprises les droits élémentaires des plus faibles pour servir les intérêts de la classe dominante.

La pilule : pur produit du post-colonialisme bien éloigné du féminisme

Pour Laura Briggs, historienne de renommée mondiale, spécialiste des politiques de la natalité, la pilule est un « pur produit du développement postcolonial » et à l'époque, on y a vu « un moyen technique spécifique de traiter les problèmes de surpopulation du tiers-monde ». Et ces faits ont été « obscurcis par les répercussions qu'a eu la pilule ». Ils ont été aussi occultés parce que les chercheurs ont voulu minimiser leur rôle alors qu'on les accusait « d'avoir mené des tests contraceptifs dangereux aux intentions génocidaires [1] ». Malgré l'abondance de preuves, certains tentent encore de gommer l'importance cruciale qu'a eue l'eugénisme dans le développement de la pilule. Sous prétexte de défendre les droits des femmes, l'histoire est réécrite. On en fait disparaître certains passages gênants pour présenter la naissance de la contraception orale comme une merveilleuse aventure féministe et progressiste. Cette fable fait même aujourd'hui partie de notre imaginaire collectif. Mais en

1. Briggs L., *Reproducing Empire. Race, Sex, science and U.S Imperialism in Puerto Rico*, University of California Press, 2002, p. 130 et 141.

réalité, les arguments féministes ne faisaient pas mouche. Les fonds se sont débloqués tout d'un coup, lorsque les décideurs de l'époque y ont vu l'occasion de servir leurs intérêts. Intérêts parmi lesquels le bien-être des femmes ne compte pas. Certainement une explication au fait que, depuis sa création, les effets secondaires de la pilule soient minimisés, voire qualifiés d'imaginaires…

Des effets secondaires balayés d'un revers de main depuis le départ

Revenons en 1952. Pincus dispose désormais de son laboratoire à la fondation Worcester, qu'il vient de créer et il se rapproche d'un certain John Rock, dont les recherches l'intéressent. Ce médecin de famille, homme grand et mince aux cheveux argentés, inspire la confiance et ses patients l'adorent. En stoppant l'ovulation avec de la progestérone puis en arrêtant sa prise, ce dernier créé un « effet rebond » qui favorise la grossesse. Bien qu'il soit fervent catholique, il est en total désaccord avec les positions de l'Église au sujet de la contraception. Pour lui, la santé des femmes est plus importante que celle de leur fœtus. Très proche de son épouse, il déplore que « la nature ait prévu que la maternité soit la carrière désignée des femmes ». Alors, quand Pincus vient le solliciter, bien qu'il soit déjà âgé de soixante-deux ans, il se lance dans l'aventure. À ce moment-là, il est illégal de faire des recherches sur la contraception. Pincus profite donc des patients de Rock pour observer les effets de la progestérone. Les premiers tests de la pilule sont donc, paradoxalement, réalisés sur des couples qui veulent à tout prix des enfants. Les deux médecins administrent pendant plusieurs mois des hormones à une soixantaine de femmes, sans les informer que cela sert des recherches sur la pilule contraceptive. Cela peut paraître choquant mais c'était l'usage à l'époque. Les médecins n'étaient nullement obligés d'informer les patients de leur participation à un essai [1]. Quoi qu'il en soit, la moitié des femmes quittent l'étude, en partie à cause de l'importance des effets secondaires. De nouveaux tests sont lancés mais c'est encore un échec cuisant. Sur soixante-dix participantes, seules cinq ne manifestent aucun effet secondaire. Désespéré, Gregory Pincus va jusqu'à tester son produit sur des patientes de l'asile de Worcester. Les tests se déroulent bien mais il est impossible d'en tirer des conclusions. Ces femmes-là n'ont pas de rapports sexuels et leur folie rend difficile l'évaluation des effets secondaires. Plus prudent que son confrère et très attentif au bien-être de ses patientes, le docteur Rock commence à émettre quelques doutes. Face aux nombreux effets secondaires, il se demande s'ils ne font pas fausse route. Pincus, lui, en conclut qu'il faut

1. Depuis 1914, par suite du cas Schloendorff v. Society of New York Hospital, la première jurisprudence en matière de consentement du patient voit le jour, le juge établit le « droit du patient à déterminer ce qu'il faut faire avec son corps ». Ce n'est qu'au cours des années 1950 que l'accumulation de jurisprudences augmente l'exigence d'informer plus en profondeur le patient sur les détails du traitement. Toutefois, les cruautés commises par les nazis n'ont pas imposé, après Nuremberg, un cadre éthique minimal. « Malgré la place importante de la morale dans la vie des Américains ordinaires, celle-ci était vue comme dépassée par les scientifiques, qui l'associaient à la religion. La cruauté des expérimentations révélées au procès de Nuremberg était perçue par le milieu biomédical comme l'action de nazis, non comme celle de médecins. (Doucet, p. 217, 1996) ». Ainsi, aux États-Unis, jusqu'à la fin des années 1960, « bon nombre de recherches violèrent grossièrement les principes élémentaires de l'éthique. » (Ringuet J.-N., « L'érosion du consentement en recherche sur des êtres humains au Québec », Éthique publique, vol. 12, n° 1, 2010, p. 31-53.) Il faudra attendre 1975 pour que la notion de consentement éclairé soit réellement aboutie. (Hall D. E. *et al.*, « Informed consent for clinical treatment », Canadian Medical Association Journal, vol. 184, n° 5, 2012, p. 533-540.)

trouver le moyen de procéder à des tests à plus grande échelle, sur des centaines, voire des milliers, de femmes.

Au même moment, la veuve millionnaire Katharine McCormick et l'eugéniste engagé Clarence Gamble suggèrent à Margaret Sanger de mener leurs essais à Porto Rico. Passée du statut de colonie espagnole à celui de protectorat américain depuis 1899, Porto Rico est devenue une vitrine de la prospérité nord-américaine. L'historienne Laura Briggs l'explique sans ambages : depuis les années 1940, les pays du tiers-monde sont de vrais « champs de bataille de la guerre froide » et Porto Rico devient un véritable " laboratoire social " contre la pauvreté ». On y développe « des programmes ayant pour but de se prémunir du communisme en transformant les femmes arriérées ». Comme les femmes de ces pays pauvres semblent ne pas vouloir ou savoir limiter les naissances, on considère qu'il leur faut des contraceptifs « simples ». Des contraceptifs qui ne nécessitent pas de faire appel à leur intelligence ou à leur sens des responsabilités, qu'on estime inexistants. Depuis des années, Clarence Gamble et d'autres se servent donc de sa population pour mener de nombreux essais scientifiques. La contraception y a même été légalisée pour faciliter le processus[1]. À tous points de vue, la petite île des Caraïbes semble être l'endroit parfait pour tester la pilule.

1. Briggs L., Reproducing Empire, p. 2 et 140.

Des essais bâclés pour des motifs politiques et industriels

Très rapidement, tout le monde s'organise. Dès le printemps 1955, les essais commencent sur la petite île déshéritée du Commonwealth américain. Parmi les plus controversés de la médecine moderne, ils permettront cependant la mise sur le marché de la pilule. Après trois mois seulement, l'échec est total. Plus de la moitié des femmes quittent l'étude, entre autres parce que la pilule les rend malades. À plusieurs reprises, les collègues de Pincus le mettent en garde. Il veut avancer trop vite, il manque de prudence. Le professeur Chang, avec qui il collabore étroitement, le prévient : il est trop tôt pour faire une annonce. Leurs connaissances sur les mécanismes de la reproduction sont trop faibles pour généraliser un tel médicament à de nombreuses femmes, c'est de la folie ! Et puis que penser du fait d'obliger les femmes à devenir ainsi dépendantes de l'industrie pharmaceutique ? Pour Pincus, peu importe, c'est un « mal nécessaire ». D'ailleurs, il croit tellement en son produit qu'il investit lui-même dans la société Searle, qui lui fournit ses hormones (ce qui le rendra très riche par la suite). John Rock freine aussi les ardeurs de son collègue. Tout cela va bien trop vite ! Sanger et Pincus ont alors un comportement qui illustre parfaitement leur tendance à la précipitation. Avant même que les essais ne commencent, ils décident qu'ils vont prochainement annoncer la sortie de leur pilule. Ils le feront le 28 octobre suivant à Tokyo, lors de la Ve conférence internationale de la Fédération internantionale du Planning familial. Les essais sont encore très mitigés et John Rock implore Pincus de ne pas se rendre au Japon avec un dossier vide. Pincus l'ignore totalement. Lors du congrès, il annonce qu'une contraception orale est presque au point. En réalité il n'en connaît ni la forme ni la composition. Son bluff ne prend pas et l'annonce fait un flop.

Et pour cause, les effets secondaires de la pilule sont encore bien trop présents et les femmes abandonnent les essais en masse. Les 6e et 7e essais lancés à Porto Rico et Port au Prince démontrent que, quel que soit le dosage des hormones, un effet secondaire vient toujours en chasser un autre. Plus d'œstrogènes fait diminuer les troubles du cycle mais augmente les nausées et douleurs mammaires. Plus de progestérone, et c'est l'inverse! La suppression des effets secondaires de la pilule semble impossible. Comme le confirme Ellen Grant, chercheuse britannique qui a travaillé étroitement au développement de la pilule en Angleterre, « on croit en général qu'il suffit de changer les doses d'œstrogènes et de progestatifs pour supprimer les effets secondaires sur le métabolisme. En fait, [ils] ont des effets différents [et] c'est ce qui a rendu impossible la mise au point d'une pilule dépourvue d'effets secondaires indésirables. » Cette femme, comme d'autres femmes présentes lors des premiers essais de la pilule, explique qu'il régnait alors une grande misogynie de la part des scientifiques – principalement des hommes – qui réalisaient les tests. Il y a une « tendance à minimiser les multiples plaintes des femmes, réputées exagérées ». Les effets secondaires sont rapportés de manière « arbitraire ». Il arrive souvent qu'on « n'interroge même pas les femmes quant à de possibles symptômes, de peur de leur en mettre l'idée en tête[1]. » Pire encore, les effets secondaires moins « visibles », comme la dépression, la baisse de libido ou les troubles de l'humeur sont tout simplement qualifiés d'imaginaires et classés dans la catégorie « névrotique ».

Depuis les premiers essais, les femmes se plaignent très souvent de migraines, d'œdèmes et de troubles de l'humeur graves mais Pincus ne s'alarme pas. En dépit des nombreuses mises en garde de ses collègues, il considère que ces effets secondaires sont effectivement… secondaires. Ce sont des lubies de bonnes femmes ! Il est persuadé que l'efficacité de la pilule fera oublier ces « détails ». Début 1957, il change donc de stratégie. Puisque la moitié des patientes abandonnent systématiquement ses études, il opte pour une unité de mesure qui rend ses résultats plus impressionnants. Il s'exprime désormais en nombre de « cycles testés ». « 1 279 cycles » frappent plus les esprits qu'un fade « 130 femmes ». Comme l'expliquent des spécialistes, « la méthodologie d'essai de Pincus était conçue pour démontrer l'efficacité d'Enovid » et « lui et ses collègues étaient enclins à voir les effets secondaires comme des variables nuisibles à leurs recherches »[2]. Fort de cet as dans sa manche,

1. Grant E., *Amère Pilule*, p. 30.

2. Junod S.W. *et al.*, « Women's Trials : The Approval of the First Oral Contraceptive Pill in the United States and Great Britain », *Journal of the History of Medicine and Allied Sciences*, vol. 57, nº 2, avril 2002, p. 117-160.

Pincus organise une réunion avec l'industriel Searle. Il considère que son produit est presque prêt et demande à son partenaire de mettre en branle une production massive d'hormones pour une commercialisation prochaine du produit.

Comme à son habitude, lors du rendez-vous, il n'aborde que les effets positifs de son produit et fait totalement l'impasse sur le reste. John Rock rappelle qu'il faut se montrer plus patient : 20 % des patientes souffrent de nausées ou de douleurs mammaires. La seule femme présente ce jour-là est Rice Wray, une des scientifiques qui mène les essais à Porto Rico. Pour elle non plus le produit n'est pas commercialisable en l'état. Elle le répète : « Enovid est certes efficace à cent pour cent [mais] elle cause trop d'effets secondaires pour être acceptable de manière générale. » Même le PDG de Searle insiste. Comment Pincus peut-il affirmer que sa pilule est « sûre » après seulement une année de tests sur aussi peu de femmes ? Pincus rétorque que tant de prudence est ridicule et inutile. Il est sûr de lui. Tout médicament induit des risques et ils doivent immédiatement mettre sur le marché leur produit révolutionnaire. Une demande est donc déposée auprès de la Food and Drug Administration (FDA, l'organisme américain qui attribue les autorisations de mise sur le marché des médicaments aux États-Unis) pour commercialiser Enovid comme régulateur des « troubles du cycle ». Cela évitera de trop brusquer les mentalités et l'autorisation a plus de chances d'être accordée. Le 10 juin 1957, la FDA approuve la mise sur le marché d'Enovid aux États-Unis. Les autorités anglaises leur emboîtent le pas et autorisent sa sœur jumelle, Enavid. Pincus tient son test grandeur nature sur des milliers de femmes. Voilà donc comment la première pilule a été mise sur le marché après seulement une année d'essais sur à peine une centaine de femmes qui n'en ont rien su et en dépit des nombreux effets secondaires rapportés. Le tout dans l'ignorance la plus complète des effets à long terme. Comment cela est-il possible ? À cette époque, la FDA, débordée et en sous-effectif ne juge les médicaments que sur un élément : l'efficacité. Les effets indésirables ou la sûreté à long terme ne font pas réellement partie des préoccupations.

Mise sur le marché de la première pilule : l'efficacité avant les risques

Après ce premier succès, les essais continuent. Il faut faire vite. D'autres sociétés commencent à mener elles aussi des recherches sur la contraception orale. Prochaine étape : autoriser la vente d'Enovid comme contraceptif. Fin 1958, plus de 800 femmes en tout ont été enrôlées dans les tests à Porto Rico mais seules 130 restent jusqu'à la fin, c'est-à-dire au moins un an. Malgré ce faible échantillon, Searle envoie sa demande d'autorisation de mise sur le marché à la FDA. Lorsqu'elle reçoit la demande d'approbation d'Enovid comme moyen de contraception, la FDA est composée d'à peine huit membres. Quatre personnes à temps plein accompagnées de quatre assistants à mi-temps. L'année où la pilule est homologuée comme contraceptif, la petite équipe analyse 369 demandes, ce qui signifie que chaque collaborateur ne peut pas passer plus de quatre jours sur un dossier. C'est un des assistants à mi-temps qui traitera le dossier Enovid. Il réitère aux équipes scientifiques de Searle la question que tout le monde se pose : comment arguer que la pilule est sûre après seulement un an de test sur 130 femmes ? Particulièrement énervé qu'on remette son travail en doute, John Rock tente de le convaincre en lui tenant des propos plutôt révélateurs : « Si votre garage est en feu vous ne prenez pas le temps de regarder si le seau d'eau à un trou au fond avant de l'utiliser pour éteindre le feu ! ». La FDA jette quand même un bref coup d'œil au « trou au fond du seau » en sollicitant l'avis de 61 médecins qui prescrivent Enovid. La majorité reste sceptique : 26 recommandent d'approuver le contraceptif, 14 disent qu'ils n'ont pas assez d'éléments pour se prononcer dans l'immédiat et 21 (dont deux pour motifs religieux) pensent qu'il ne faut pas autoriser le produit ni procéder à de nouveaux tests. 33 médecins recommandent donc la prudence et 26 donnent le feu vert. Malgré tout, le 9 mai 1960 la FDA autorise les médecins à prescrire Enovid comme contraceptif.

Pour justifier son choix, la FDA explique que, « pour juger de la sûreté du premier contraceptif oral », elle s'est « avant tout [préoccupée] de sa capacité à prévenir la grossesse ». L'organisme considère la grossesse et l'accouchement « par nature médicalement risqués » et l'efficacité supérieure de la pilule face aux autres moyens disponibles leur a permis d'estimer qu'elle répondait « à l'exigence de sécurité de la loi » [1]. Peu importent les risques pourvu qu'on évite les grossesses : voilà le pivot central de son argumentation. Alors, la FDA a-t-elle été de bonne foi ou bien a-t-elle été influencée par des pressions politiques, eugénistes ou industrielles ? Encore aujourd'hui, l'opacité sur le sujet est totale. Au nom du secret industriel, l'administration conserve secrets ces documents. Comme l'expliquent les spécialistes, « le silence traditionnel de l'agence sur la question de l'approbation initiale de la pilule restera ininterrompu ».

Au sein de la compagnie G. D. Searle c'est alors l'effervescence. Pour accompagner ce lancement, le docteur Rock diffuse des brochures qui insistent sur le côté « naturel » de la pilule. Il y est écrit qu'elle « imite complètement le cycle naturel ». Les magazines s'emballent et font la promotion du produit avant même sa sortie. Les effets secondaires sont très peu mentionnés, voire jamais. La période est au changement des mentalités et la pilule est vue comme une bénédiction pour les femmes qui ont assez soupé du baby-boom, qui ne s'est fait qu'à leurs dépens. À cette époque, plus de 500 000 femmes prennent déjà Enovid pour leurs « troubles du cycle ». Searle envoie ses armées de visiteurs médicaux vanter les mérites de sa pilule aux médecins. Dans les consignes

1. Junod S. W., « FDA's Approval of the First Oral Contraceptive, Enovid », <fda.gov>.

qu'il leur adresse, l'industriel invite à « éliminer tous les points négatifs et à convaincre les médecins de prescrire Enovid à leurs patientes SANS PLUS ATTENDRE. » Il faut prendre soin d'éviter tout ce qui se rapporte aux effets secondaires et insister sur tout ce que cela va rapporter aux médecins eux-mêmes. En faisant en sorte que leurs patientes reviennent régulièrement se faire examiner ou prescrire la pilule, les médecins vont multiplier leurs honoraires. Les représentants arrosent les médecins de cadeaux et, après quatre ans d'une campagne de commercialisation agressive, Searle a déjà empoché 87 millions de dollars. Un enrichissement qui a peut-être motivé des manipulations plus graves…

Des doutes sur la fiabilité scientifiques des tests réalisés par la société qui a créé la pilule

Dix ans après la mise sur le marché de la pilule, certains membres de la FDA commencent à soupçonner fortement l'entreprise Searle d'avoir truqué à plusieurs reprises des essais cliniques afin de mettre rapidement ses produits sur le marché. Dès 1972, Adrian Gross, un toxicologue de la FDA, émet de sérieux doutes quant à la validité des tests réalisés par Searle sur un de ses produits. Trois ans plus tard, en 1975, après la découverte d'« irrégularités » lors de la conduite de tests sur les animaux, la FDA nomme un groupe de travail qui s'intéresse de plus près à certaines études de l'industriel. D'après Adrian Gross, qui y participe, le rapport de ce groupe de travail est un véritable « acte d'accusation », qui conclut que les preuves recueillies permettent de jeter le doute sur la crédibilité de *tous* les tests d'innocuité de *toute* firme pharmaceutique. Selon lui, le problème est généralisé. La FDA entretient des liens trop étroits avec les entreprises et ne se donne pas les moyens de réellement démasquer d'éventuelles irrégularités. Alors que Searle est suspecté de « pratiques frauduleuses » ou de « graves négligences », il déplore que la FDA fasse reprendre l'enquête du groupe de travail ? par une instance extérieure qui est rémunérée par l'industriel et qui semble totalement « néophyte [1] ». La même année, après avoir eu connaissance des anomalies découvertes au sujet de Searle, le sénateur américain Ted Kennedy lance une grande enquête visant à établir la vérité sur ces pratiques. Un an plus tard, lors des audiences, il déclare qu'il est « profondément troublé » par « la nature étendue » et la « gamme presque incroyable d'abus » perpétrés par la société Searle à propos de « plusieurs [de ses] produits majeurs [2] ». En effet, l'enquête soulève de sérieuses questions quant à la fiabilité de très nombreuses études menées par l'industriel entre 1968 et 1975 (dont certaines concernent des pilules contraceptives). Alexander Schmidt, le

1. Gross A., rapport du groupe d'enquête scientifique, 29 septembre 1975, partie I, p. 440 et suiv.

Gross A., rapport du groupe d'enquête scientifique, 15 mars 1976, partie III, p. 310-376.

2. Audition du sénateur Edward M. Kennedy par la sous-commission de la santé et la sous-commission des procédures et méthodes administratives, 1976.

commissaire chargé du dossier, explique que l'agence avait « pris conscience de problèmes isolés » mais qu'elle n'avait pas saisi « l'ampleur du problème dans une seule société pharmaceutique ». Un an plus tard, une troisième enquête confirme ces conclusions : le rapport Bressler explique en détail comment la compagnie supprime ce qui l'arrange quand elle envoie ses comptes rendus à la FDA. Des scientifiques seraient embauchés alors qu'ils sont incompétents ou totalement inexpérimentés. Les études seraient menées n'importe comment, les animaux qui meurent ne sont souvent pas autopsiés. Les résultats de prises de sang réalisées au début de l'étude (quand les animaux n'ont pris le produit que quelque temps) sont présentés comme les prises de sang de fin d'étude. Des animaux qui développent des cancers sont opérés, leurs tumeurs enlevées, et ils sont remis dans leurs cages comme si de rien n'était. D'autres meurent mais sont finalement comptés comme « vivants ». Certains qualifient ces études de véritables parodies et soupçonnent fortement Searle d'avoir ce genre de pratiques depuis un moment.

De manière systématique, les enquêteurs ont rapporté le manque constant de transparence de la société et pointé du doigt sa manière d'entraver les enquêtes. Malgré les conclusions identiques de plusieurs enquêtes approfondies présentant des preuves, aucune accusation n'aboutira à des sanctions et la société continuera à prospérer. Grâce aux millions de profits qu'elle réalise chaque année, elle s'offre les services d'avocats très compétents qui font s'éterniser chaque procès. À plusieurs reprises, elle débauche même des membres du personnel judiciaire qui enquêtait contre elle en leur proposant de juteux salaires. Et ce n'est pas tout. La société dispose également d'appuis de choix en haut lieu. Ceux de Donald Rumsfeld et de ses proches. En 1974, il vient d'être nommé secrétaire général de la Maison-Blanche par le président Ford. Le commissaire de la FDA de l'époque est hostile à la mise sur le marché de l'aspartame de la société Searle. Il est alors évincé et remplacé par un proche de Rumsfeld, qui autorise rapidement la commercialisation du produit malgré les études prouvant son fort potentiel cancérigène. Trois ans plus tard, Donald Rumsfeld devient lui-même le PDG de Searle. En avril 1977, le Sénat américain pointera à nouveau du doigt les pratiques de la FDA : les hautes autorités de l'agence agissent beaucoup trop en faveur de l'industrie. Mais c'est peine perdue. Depuis 1974, la FDA est dirigée par des proches de la société Searle et depuis, étrangement, toutes les voix dissidentes sont petit à petit étouffées.

Au regard de ces faits, plusieurs questions se posent : la société Searle a-t-elle réalisé sur la pilule, des études scientifiques fiables et honnêtes ? La FDA était-elle suffisamment équipée pour les analyser en détail ? Depuis 1974, la FDA, appuyée par un PDG aussi influent que Donald Rumsfeld, a-t-elle volontairement dissimulé les effets nocifs de la pilule et de nombreux autres médicaments pour permettre à certains de s'enrichir ? Des pratiques qui, si elles s'avèrent réelles, auraient eu un retentissement mondial puisque les autorités européennes n'effectuent généralement pas de tests complémentaires et suivent aveuglément l'avis de la FDA… lui-même basé sur les résultats fournis par les industriels. Quoi qu'il en soit, aujourd'hui Searle se porte très bien. Grâce à Donald Rumsfeld, l'entreprise a fusionné avec une branche de Monsanto en 1985. Plus récemment, elle est devenue une marque du leader mondial du médicament, les laboratoires Pfizer, sous le nom de Pharmacia LLC. Une entreprise qui réalise annuellement plus de 50 milliards de dollars de chiffre d'affaires.

Loin de ces intrigues politiques et financières, de nombreux médecins des années 1970 se font rapidement leur propre avis sur la contraception hormonale. Pour nombre d'entre eux, pas besoin d'enquêter pour observer que, depuis le début, quelque chose cloche avec cette soi-disant « pilule miracle ». Au contact des patientes, ils voient bien que les effets secondaires font des ravages. Edward Tyler, directeur du Planning familial de Los Angeles, mène ses propres tests sur des centaines de femmes. Dès 1958, lors d'un congrès médical, il rapporte que deux tiers des patientes arrêtent la pilule à cause des effets secondaires : prise de poids, rétention d'eau, troubles du cycle et même symptômes de ménopause précoce… Il s'inquiète même de certains effets éventuellement irréversibles sur l'utérus. Pour lui, clairement, le prix de la « liberté » des femmes est très chèrement payée.

Malheureusement, jamais la FDA ne cherchera à obtenir le témoignage de patientes.

Voilà pourquoi les effets secondaires de la pilule sont, depuis sa création, totalement ignorés, minimisés, voire qualifiés d'imaginaires. Seuls les avis des médecins ou des industriels, uniquement des hommes, ont compté. Soixante ans après la naissance de la pilule, cet état d'esprit est loin d'avoir disparu et influence encore beaucoup les femmes. La pilule est si « formidable ». Qui sont-elles pour venir se plaindre ? On leur dit d'ailleurs encore très souvent que les effets secondaires sont « dans leur tête ». Que tout ça, c'est un excès d'imagination, de l'hystérie.

Quand plusieurs femmes décédées valent moins que des testicules ratatinés : une prudence médicale à géométrie variable

Margaret Sanger était sans aucun doute une des plus grandes féministes du XXe siècle. Mais, en ce qui concerne la pilule, ses bonnes intentions n'ont pas empêché que le processus lui échappe totalement pour finir par se révéler plutôt irrespectueux des femmes et de leur opinion. Elle et ceux qui l'accompagnaient la voulaient si fort, ils avaient fait tant de bruit et mobilisé tant des millions de dollars de dons qu'ils ne pouvaient, ni ne voulaient plus reculer. Une information troublante laisse à penser que certains procédés contestables pourraient être allés bien plus loin… Lors d'essais qui ont eu lieu à Porto Rico entre 1957 et 1961 plusieurs patientes sont mortes de manière suspecte. Cinq jeunes femmes en parfaite santé sont mortes brutalement, dont une par suicide. La société Searle ne signale pas ces décès à la FDA et ne procède à aucune autopsie. En novembre 1962, le médecin américain Edmond Kassouf signale la situation aux autorités sanitaires. Comme il l'explique, « cinq décès sur un essai de 850 femmes est un ratio qu'on peut considérer comme élevé » et de nombreuses informations prouvent que ces études ont été supervisées de manière grossière et négligente. La réponse du Dr Winter (qui a supervisé les études de l'industriel) vaut son pesant d'or : « Rien ne suggérait que ces patientes soient mortes d'une embolie pulmonaire excepté que leur mort soit soudaine et ne fasse pas l'objet d'une autopsie [1] ». Pour des raisons évidentes, tout décès suspect ou brutal qui survient chez un patient qui teste un médicament doit faire l'objet d'une attention particulière. Pourtant, après une rapide enquête, la FDA semble se satisfaire des explications de Searle.

Plus on avance dans l'histoire de la pilule, plus il devient difficile de trouver des excuses aux scientifiques de Searle et à la FDA. La question se pose donc à nouveau : les intérêts politiques ou économiques sont-ils passés au-dessus de la santé des femmes ? Tous les documents que j'ai pu me procurer qui reviennent sur ces décès s'appliquent à dédouaner la FDA ou à instiller le doute et sont rédigés par des membres de la FDA ou financés par des entreprises proches de Searle ou des intérêts eugénistes de l'époque [2]. Nous ne saurons donc jamais de quoi sont mortes ces jeunes femmes.

1. Témoignage d'Edmond R. Kassouf, « Competitive problems in the drug industry, hearings before the subcommittee on monopoly of the select committee on small business United State Senate, Second session on present status of competition in the pharmaceutical industry », part. 15, oral contraceptives, vol. 1, p. 6110, janvier 1970.

2. Une étude, financée par la fondation Ford (parmi les fondations américaines ayant le plus avancé de fonds pour appliquer les idées eugénistes dans le tiers-monde dès la fin des années 1930 et soutenue par la société Searle sera publiée juste après les Nelson Pill Hearings afin d'éteindre les feux de la polémique : Fuertes de La Haba A. *et al.*, « Death among users of oral and nonoral contraceptives », *Obstetrics & Gynecology*, vol. 36, nº 4, octobre 1970, p. 597-602. Cette étude reconnaît toutefois que « la possibilité que la contraception orale ait pu être un facteur causal ne peut être écartée ».

Des patientes qui se suicident ou deviennent dépressives

Quelques années plus tard, cette information est publiquement révélée par la féministe Barbara Seaman dans son livre *The Doctors' Case Against the Pill*. Ses propos intéressent un sénateur du Wisconsin, Gaylord Nelson, qui organise dès janvier 1970 des audiences pour améliorer le processus d'autorisation de mise sur le marché des médicaments. Ces audiences deviendront célèbres sous le nom de Nelson Pill Hearings. Déjà à cette époque, de nombreux professionnels y partagent leurs découvertes sur les liens entre pilule, baisse de la libido, dépression et risques de thromboembolie. Nombre d'entre eux expriment de vives inquiétudes quant à la légèreté du gouvernement américain face à ces dangers. À cette occasion, le grand public découvre que de très nombreuses preuves scientifiques s'accumulent en défaveur de la pilule mais qu'elles sont savamment ignorées depuis presque une décennie. Lors des audiences, le docteur Kassouf explique comment « les compagnies pharmaceutiques tentent de supprimer les rapports sur les dangers de l'utilisation de la pilule. [...] Les dangers connus sont niés et déformés [...] les principales préoccupations sont traitées avec nonchalance ou ignorées » et certains documents à destination des médecins et patients « trompent et désinforment. »[1] D'autres s'interrogent sur la rapidité avec

1. Témoignage d'Edmond R. Kassouf, « Competitive problems in the drug industry », janvier 1970, partie 15, vol. 1, p. 6108-6127.

laquelle un médicament dont on ne connaît pas encore les effets à long terme et qui s'adresse à des patients en parfaite santé est aussi rapidement autorisé à la vente. Pour le Dr Roy Hertz, un des plus grands spécialistes de la progestérone synthétique, « la prise des [pilules contraceptives] dans l'état actuel des connaissances constitue une entreprise hautement expérimentale » et toute personne appelée à en prendre « doit être considérée comme volontaire d'une entreprise expérimentale et pas autrement ».

Ces audiences aborderont également un aspect méconnu de la pilule : sa propension à augmenter les risques de dépression. Le Dr Francis Kane, Jr., professeur agrégé de psychiatrie à l'université de Caroline du Nord, expliquera qu'« il existe une incidence considérable de morbidité psychiatrique légère à modérée associée à l'utilisation de contraceptifs oraux combinés ». Une de ses études donne des résultats inquiétants. Les patientes sous pilule obtiennent des scores très élevés pour la « culpabilité » et la « perte d'énergie ». Pire encore : plusieurs d'entre elles font une tentative de suicide contre aucune dans le groupe sans pilule. L'obstétricien John McCain portera à la connaissance du public une information encore plus inquiétante : il est très difficile de relier directement les effets secondaires de la pilule à son usage. « [Elles contiennent] des hormones stéroïdes puissantes », qui ont des effets à très long terme sur l'hypophyse, qui est la glande la plus importante de notre corps : elle régit la sécrétion des hormones qui participent à la croissance et elle régule l'insuline). Des « années peuvent s'écouler avant qu'une corrélation soit établie entre l'anomalie et l'administration des pilules contraceptives. Il est vraiment inquiétant de considérer que des patientes dont la dépression aboutie au suicide ou à l'homicide, peuvent ne jamais identifier le lien que cela peut avoir avec la pilule contraceptive » Malgré l'accumulation de preuves à charge, la stratégie industrielle, qui consiste à instiller le doute, l'emporte. Ces audiences ne feront pas bouger les positions gouvernementales en ce qui concerne la pilule mais elles feront évoluer les droits du patient. Les doses d'hormones présentes dans la pilule seront réduites et l'on obligera les industriels à faire figurer un petit texte à propos des effets secondaires sur chaque boîte de médicament.

Quand une paire de testicules ratatinés compte plus que la mort de plusieurs femmes

Un autre détail, anodin de prime abord, mérite qu'on s'y attarde. Comme nous l'évoquions plus haut, Gregory Pincus a testé sa pilule à l'asile de Worcester en 1954. Ce qui est moins connu, c'est que cette même année, il profite d'avoir des patients à sa disposition pour faire essayer une pilule pour hommes. Ayant remarqué que la pilule diminue le désir sexuel, il y voit un moyen de traiter l'homosexualité. Si sa pilule diminue la libido des femmes, pourquoi ne pourrait-elle pas limiter les pulsions des homosexuels ? Sa pilule fonctionne avec succès mais un participant voit ses testicules réduire légèrement de taille et l'on arrête les essais. Cet épisode prouve deux choses. La première, c'est que depuis le début, Pincus et ses confrères sont tout à fait conscients que la pilule diminue la libido sinon ils n'auraient pas eu l'idée d'en faire une castration chimique pour homosexuels. La seconde, c'est qu'une pilule pour homme a été essayée avec succès dès 1954 mais n'a jamais été développée. Certes, les tests ont été prématurément arrêtés et réalisés sur un très petit échantillon mais l'on peut quand même admirer cette prudence médicale à géométrie variable. Une pilule pour homme existe mais elle a ratatiné les testicules d'un patient. Une pilule pour femmes existe mais elle a peut-être tué cinq femmes sur 850. Laquelle est mise sur le marché? Il faut le dire crûment pour montrer à quel point c'est grave: dans la mentalité des années 1960, une paire de testicules ratatinés a eu plus de poids que plusieurs décès suspects de femmes.

Malgré tous les espoirs louables que portait la pilule, rien n'effacera le fait que la misogynie et le paternalisme de l'époque ont permis de passer au-dessus outre toutes les mises en garde quant à sa sûreté. Les inventeurs de la pilule ont sciemment choisi de passer sous silence tout ce qui pourrait donner une image négative de leur produit et les considérations politiques et sociales ont achevé d'étouffer tout esprit critique. Cet état d'esprit initial contribue encore à l'aura d'intouchable qui entoure la contraception orale. Le « bien des femmes » est devenu un prétexte pour traiter de rétrograde quiconque prétendra évoquer un tant soit peu le revers de la médaille. Le mythe contemporain autour de la pilule atteint un tel degré qu'elle nous est présentée comme le moteur principal de mouvements sociaux qui ne l'ont pourtant pas attendue pour éclore…

Le rôle réel de la pilule dans la révolution sexuelle et la baisse de la natalité

Au début des années 1950, quand Gregory Pincus et Margaret Sanger entament leur collaboration, les tabous sur le sexe sont encore très prégnants. La doctrine catholique a décrété depuis longtemps que pratiquer l'acte sexuel pour autre chose que pour la procréation est un pêché. Les hommes font encore peu de cas du plaisir féminin. Pourtant, les choses évoluent doucement. Des médecins connus, comme Freud, affirment dès le début du siècle que l'abstinence n'est pas naturelle et qu'elle nuit à la santé mentale et physique[1]. Alfred Kinsey explique en 1947 que le sexe est bon pour les couples et que la majorité des gens n'attendent pas après l'évolution des mœurs pour tromper leur conjoint ou s'essayer à l'homosexualité. Ce genre de travaux, largement médiatisés, font évoluer les mentalités et illustrent un changement qui affleure. La chape de plomb des bonnes mœurs pèse encore de tout son poids mais une nouvelle génération tente de la renverser. Les deux guerres mondiales successives contribuent à ces changements. Remplaçant dans les entreprises leurs hommes partis au front, les femmes conquièrent en quelques années de guerre plus de liberté que pendant les cinquante années précédentes. Elles commencent à étudier et à travailler en masse. Elles ont

1. Freud S., *L'interprétation des rêves*, 1900.

même des relations sexuelles avant leur mariage. Et si elles se le permettent, c'est parce qu'elles connaissent de mieux en mieux la contraception.

Comme l'explique le démographe Henri Leridon, spécialiste des questions de fécondité, les méthodes de contraception médicales modernes constituent seulement la « seconde révolution contraceptive » : « Contrairement à une idée reçue, les Françaises et les Français n'ont pas “découvert” la contraception dans les années récentes. La petite révolution apportée par la pilule et le stérilet n'est que la seconde étape d'une évolution commencée au moins deux siècles plus tôt [...] La pratique de la contraception a commencé de se répandre à travers l'ensemble de la population au cours de la seconde moitié du XVIIIe siècle, et son efficacité a atteint un tel niveau depuis une centaine d'années qu'aucune des générations nées après 1870 n'a eu plus de 2,7 enfants (en moyenne) par femme [...] » Le tout « dans l'intimité des foyers, sans “campagnes extérieures” ni incitations de quiconque. » Ces affirmations qui « surprennent parfois ceux pour qui la contraception n'a commencé d'exister qu'avec la pilule contraceptive » [1].

De l'autre côté de la Manche, même phénomène. Les Américaines passent de près de 7 enfants par femme en 1800 à 2,2 en 1930 puis 3,7 en 1957. Comme l'explique la grande figure de la démographie internationale

1. Leridon H., « La seconde révolution contraceptive : la régulation des naissances en France de 1950 à 1985 », présentation d'un Cahier de l'INED, *Population*, vol. 42, n° 2, 1987, p. 359-367.

Étienne Van de Walle, « les êtres humains […] connaissaient depuis longtemps des méthodes de contraception ou d'avortement, mais ne les utilisaient pas dans la vie courante ». Ce sont donc des techniques comme le retrait et l'abstinence périodique qui ont permis les baisses de natalité avant l'arrivée de la pilule [1]. Certains avancent au contraire que ces baisses de natalité sont dues à la banalisation des avortements clandestins ou à une sexualité masculine qui s'exporte au bordel. Mais les deux thèses sont bancales. L'avortement était certes plus courant [2] mais, même estimé dans sa fourchette haute, il ne justifie pas un tel recul. Étienne Van de Walle affirme que « si l'avortement a existé de tout temps, il représentait une procédure rare, concernant surtout les conceptions illégitimes, et sans grand effet sur le niveau de la fécondité qui était principalement réglé par le comportement des personnes mariées […] il n'était pas utilisé dans l'intention de limiter les dimensions de la famille ». Selon lui, « [il n'y a] pas de raison déterminante de penser que l'avortement fut jamais, avant le XIXe siècle, autre chose qu'une procédure incertaine dangereuse et rare, sans poids démographique [3] ». À propos de la prostitution, l'historien Alain Corbin explique que, parfois, « quand la famille avait atteint la taille souhaitée

1. Van de Walle É., « Comment prévenait-on les naissances avant la contraception moderne ? », *Populations et Sociétés*, n° 418, décembre 2005.

2. Martine Chosson, « La contraception au fil du temps », novembre 2013, <avortementancic.net>.

3. Van de Walle É., « Pour une histoire démographique de l'avortement », Population, vol. 53, n° 1-2 : *Population et Histoire*, 1998, p. 273-289.

[…] la prostitution autorisait l'abstention conjugale [et] nombre d'épouses peu ardentes [se faisaient] complices de cette soulageante substitution [1] ». Mais cette thèse ne suffit pas non plus à justifier un tel recul de la natalité. Tous les hommes ne pouvaient se payer, ou n'avaient accès, aux services de prostituées. La plupart n'arrêtaient pas pour autant d'avoir des relations sexuelles avec leur épouse.

La révolution contraceptive a donc démarré bien avant l'avènement de la contraception hormonale. En France, une fois que l'utilisation de la pilule a été répandue, nous sommes seulement passés de 2,6 à 2 enfants par femme. Ainsi, la pilule n'a pas « tout changé ». Ce n'est pas grâce à elle que les femmes n'ont plus des flopées d'enfants, c'est grâce à un ensemble de pratiques et de progrès sociaux mis en œuvre par la seule volonté des couples. La pilule a permis de décider plus précisément du calendrier des naissances. Pourtant, notre imaginaire collectif la voit encore aujourd'hui comme facteur essentiel de la limitation des naissances. De même, on la présente comme étant libératrice des femmes et de leur plaisir sexuel. Là encore, le décalage avec la réalité est énorme.

La révolution sexuelle aurait certainement eu lieu même sans la pilule

Années 1960 à 1970. Le sexe est dédiabolisé et se pratique plus facilement, même hors des liens du mariage.

1. Corbin A., « Les prostituées du XIXe siècle et le "vaste effort du néant" », *Communications*, vol. 44, n° 1 : *Dénatalité : l'antériorité française. 1800-1914*, 1986, p. 259-275.

C'est la « révolution sexuelle ». Dans les consciences, c'est à ce moment que le plaisir féminin aurait commencé à prendre sa place, en grande partie grâce à la pilule. En réalité, si, dans certains milieux, ce fut bien le lieu d'une parenthèse enchantée, où l'on pouvait jouir sans entrave et sans crainte de tomber enceinte ou d'attraper une maladie mortelle, dans d'autres milieux, cette « révolution » s'est faite principalement à l'avantage des hommes. À l'époque, le destin de nombreuses femmes est encore alors de se marier, d'élever des enfants et de se sacrifier pour leur famille. Pilule ou pas, la sexualité féminine reste limitée, stéréotypée et, dès qu'on apprend qu'elle sort de la norme, stigmatisée. Pour certains hommes, la pilule devient prétexte à disposer à loisir du corps de leur compagne. Or, selon l'historienne Hera Cook[1], « pour cette génération de jeunes femmes célibataires, la pilule signifiait que certains hommes pensaient qu'elles ne pouvaient pas dire non. Ces femmes avaient été élevées à accepter les besoins des autres et à ne pas faire de bruit [dans le domaine sexuel aussi bien que dans tous les autres domaines]. En gagnant la possibilité de dire oui, ces jeunes femmes ont perdu le droit de dire non. » D'ailleurs, les contrats de mariage eux-mêmes incluaient encore une clause de « devoir conjugal ». Derrière une apparente décontraction, le mouvement beatnik ou des magazines très populaires de l'époque

1. Cook H., *The Long Sexual Revolution. English Women, Sex, and Contraception. 1800-1975*, Presses universitaires d'Oxford, 2004.

comme *Playboy*, tiennent des propos très misogynes. Ils aiment la pilule parce qu'elle les dégage de toute responsabilité et leur permet de profiter du corps des femmes. Mais ils refusent que cette « libération » dépasse le cadre de la sexualité. Leur discours est majoritairement égoïste et ils ne se préoccupent pas du tout des droits des femmes. La pilule n'y a rien changé.

Autre fait qui confirme l'hypothèse selon laquelle les femmes n'ont pas attendu la pilule pour se « libérer » sexuellement : l'évolution des rapports sexuels avant le mariage. Aux États-Unis, les femmes des années 1920 avaient deux fois plus de relations avant le mariage que les femmes de la génération précédente et, dès les années 1950, c'était le cas de près de 50 % des femmes. La « révolution sexuelle » a donc été initiée par les femmes bien avant l'arrivée de la contraception moderne. Si la pilule permet de renforcer l'efficacité contraceptive, l'histoire montre donc que c'est plutôt l'attitude des femmes, leur détermination à conquérir des libertés, qui a fait évoluer les choses.

D'ailleurs, comme le disait en 2012 Marie-Pierre Martinet[1], alors secrétaire générale du Planning familial, la situation actuelle relève d'une « pseudo-libération sexuelle ». La femme est perçue davantage dans sa fonction de mère qu'à travers ses droits propres. On aborde encore aujourd'hui la sexualité par les risques et

1. Martinet M.-P., « Sexe, sexualité et contraception : comment en parler de manière constructive », *L'Obs*, 16 novembre 2012.

les conséquences en oubliant totalement le plaisir. On persiste à vouloir « contrôler le corps des femmes », à leur imposer une certaine « obligation de résultat » et à les culpabiliser en cas d'échec.

La pilule a certes constitué une avancée pour les femmes mais nous lui attribuons à tort la paternité de progrès sociaux qui auraient eu lieu avec ou sans elle. Or, c'est au nom de ces mythes que nous refusons actuellement d'écouter les jeunes femmes qui la critiquent. Il est grand temps d'abandonner le passé pour nous intéresser plutôt aux questions que se posent les femmes aujourd'hui.

III
La pilule est-elle dangereuse pour la santé et l'environnement ?

> «Aujourd'hui, à l'ère de la génétique triomphante, nous savons [...] que les humains sont inégaux devant les agressions, qu'elles soient psychologiques, chimiques, médicamenteuses. Mais ce qu'il est impossible de savoir à l'avance, c'est qu'elles seront les perturbations provoquées, combien de personnes elles toucheront, quand elles se manifesteront, qui exactement elles toucheront.»

Pr Lucien Israël, cancérologue français spécialisé en neurologie et membre de l'Académie des sciences morales et politiques [1].

Deux questions majeures préoccupent les femmes à propos de la pilule : est-elle dangereuse pour la santé et pollue-t-elle l'environnement ? Ce troisième chapitre

1. Grant E., *Amère pilule*, préface.

est là pour exposer les faits et apporter des réponses les plus précises possible. Certains ont beau jeu de claironner : « Si la pilule était si dangereuse que ça, ça se saurait, ce serait un scandale sanitaire qu'on aurait vite démasqué ! » C'est malheureusement loin d'être si simple. Premièrement, les hormones ont de nombreux effets extrêmement difficiles à évaluer. Deuxièmement, nous ne jurons que par la science alors que les résultats qu'elle érige en certitudes intangibles peuvent parfois être soumis à des manipulations. Troisièmement, nos systèmes de santé effectuent très mal ce qu'on appelle la pharmacovigilance, c'est-à-dire le fait de rapporter précisément les effets secondaires des médicaments. Nous avons donc tendance à largement sous-estimer les effets indésirables de la pilule. Et nous parlons là uniquement des effets graves. En effet, pendant ce temps-là, d'autres souffrances passent totalement à la trappe : celles des millions de femmes dont la vie est gâchée par une dépression chronique, des migraines insupportables ou une absence de libido, causées par leur pilule. Des femmes qui mettront parfois plusieurs dizaines d'années à se rendre compte qu'elles auraient pu éviter ces tourments en optant pour un autre contraceptif. Des femmes qui s'entendront très souvent dire « c'est dans votre tête, cela n'a rien à voir avec votre pilule » et qui comprendront finalement plus tard qu'elles n'étaient ni « folles » ni « hystériques » et que leur intuition était juste.

La pilule est vraiment un médicament à part. Alors que nous n'en connaissions pas le fonctionnement précis ou les effets à long terme, nous l'avons prescrite à une immense population de patientes saines. Depuis sa création, nous nions ses effets secondaires d'une manière extrêmement présomptueuse. D'ailleurs, ce n'est qu'assez récemment que nous avons découvert que les hormones synthétiques créées innocemment durant les années 1950 et 1960 génèrent en réalité d'immenses problèmes sanitaires. Ce sont les fameux perturbateurs endocriniens. Or la pilule en est un ; elle correspond même à la définition exacte de ce qu'est un perturbateur endocrinien. Mais le sujet est tabou. Dans les études scientifiques, les principaux composants de la pilule sont clairement qualifiés de perturbateurs endocriniens, mais quand il s'agit d'articles destinés au grand public, pas un mot. Il est temps de briser ces non-dits insensés.

Quand la pilule fait plus de mal que de bien : les effets secondaires graves

> « Je suis restée presque trois semaines à l'hôpital dont une semaine en soins intensifs entre la vie et la mort. Depuis je suis sous traitement quotidien et j'ai plusieurs séquelles (crises d'épilepsie et rééducation obligatoire pour arriver à lire et écrire correctement). »
>
> Chrystelle, 35 ans, victime d'un AVC sous pilule 2e génération.

> « J'ai 36 ans et ma vie ne sera plus la même. Je suis en invalidité, je ne peux travailler qu'à 40 % [et] je n'ai plus la même liberté de mouvement qu'avant. »
>
> Laure, 33 ans, victime d'un AVC sous pilule 2e génération

En 2005, le Centre international de recherche sur le cancer (CIRC) reconnaît la pilule œstroprogestative comme produit cancérigène de première catégorie pour les seins, le col de l'utérus, le foie et les voies biliaires. Autrement dit, la pilule combinée est capable de provoquer un cancer sur tous ces organes. Sur cette liste de 107 produits cancérigènes dits « de catégorie I » figurent, à côté de la pilule, l'amiante, le plutonium, les rayons X, l'arsenic mais aussi le tabac et l'alcool. Le document précise que les risques reviennent à la normale dix ans après l'arrêt et sont plus élevés chez les femmes de moins de trente-cinq ans ayant commencé à prendre la pilule avant vingt ans et l'ayant pris plus de dix années.

Quel pourcentage de risque avez-vous (ou la femme qui partage votre vie) de développer un cancer à cause de la pilule œstroprogestative ? Ces risques sont qualifiés de « faibles ». Mais le CIRC a maintes fois minimisé le potentiel néfaste d'autres substances par le passé et se montre plutôt perméable aux pressions industrielles. Des scientifiques ont montré en 2001 [1] comment le CIRC et l'OMS étaient influencés par « des campagnes de relations publiques sophistiquées contrôlées par des dirigeants et des avocats de l'industrie pour manipuler les normes scientifiques de preuve pour les intérêts corporatifs de leurs clients ». Dans le cas du tabagisme passif, « la compagnie de tabac Philip Morris [...] a développé des coalitions de "science saine" (impliquant d'autres industries opposées à la réglementation) pour soutenir sa position [et] façonner les normes de la preuve scientifique afin de rendre impossible de "prouver" que le tabagisme passif [...] est dangereux. » Quelques mois après la publication de cet article, le CIRC reconnaissait officiellement le tabagisme passif comme cancérigène... Horacio Lucero, biochimiste à l'institut régional de médecine du Nord-Est de l'Argentine, est un des premiers à avoir démontré les risques du glyphosate

1. Ong E. K., Glantz S. A., « Constructing "Sound Science" and "Good Epidemiology" : Tobacco, Lawyers, and Public Relations Firms », *American Journal of Public Health*, vol. 9, n° 11, novembre 2001, p. 1749-1757.

(l'herbicide chimique le plus vendu dans le monde et désormais reconnu pour provoquer de graves cancers). Il explique que « les organismes de ce type sont fortement soumis aux pressions de l'industrie. [...] ils ne s'expriment publiquement sur un sujet que lorsque les preuves sont vraiment accablantes et que les études sont si nombreuses qu'ils ne peuvent plus garder le silence[1]. » En 2016 à nouveau, dix toxicologues ont démontré que le système de classement des risques cancérigènes du CIRC est totalement « dépassé », inapproprié et qu'il « détourne des fonds publics en recherches inutiles »[2]. Ainsi, depuis des décennies, le CIRC tranche très régulièrement en faveur de l'industrie. Et pour cause, c'est une branche de l'Organisation mondiale de la santé, organisation qui est elle-même financée à plus de 75 % par des fonds industriels, notamment pharmaceutiques[3]. Son indépendance est clairement compromise et les preuves ne manquent pas pour indiquer que les conflits d'intérêts y sont courants. En bref, il n'est donc pas exagéré de penser que le potentiel cancérigène de la pilule est en réalité bien plus fort que le CIRC ne veut bien le reconnaître aujourd'hui.

1. Pinzler J., Mischke T, « L'OMS dans les griffes des lobbyistes ? », diffusé sur Arte en avril 2017.
2. Boobis A. R. *et al.*, « Classification schemes for carcinogenicity based on hazard-identification have become outmoded and serve neither science nor society », *Regulatory Toxicology and Pharmacology*, vol. 82, p. 158-166, 2016.
3. Beigbeder Y., « Les partenariats de l'Organisation mondiale de la santé », *Études internationales*, vol. 41, n° 2, 2010, p. 233-251.

La pilule augmente-t-elle les risques de cancer du sein ?

Rappelons que parmi les cancers que peut déclencher la pilule œstroprogestative se trouve le cancer du sein, qui est le plus fréquent chez les Françaises. Responsable de 12 % des décès féminins [1], c'est le cancer le plus meurtrier au monde chez les femmes âgées de vingt à cinquante-neuf ans [2]. Comme l'explique le docteur Geneviève Plu-Bureau de l'unité de gynécologie endocrinienne Port Royal à Paris, nous en savons finalement encore peu sur ce qui déclenche réellement ce cancer. Les facteurs sont multiples, mais « le rôle des hormones paraît essentiel [3] ». Nous y reviendrons plus loin. Or, depuis les années 1960, quand les femmes ont commencé à prendre la pilule, ce cancer augmente chaque décennie de manière assez importante. Entre les années 1980 et aujourd'hui son incidence a doublé. Plus étonnant encore, on observe une augmentation du nombre de cancers du sein précisément chez les générations de femmes qui ont connu la première pilule combinée fortement dosée en œstrogènes synthétiques (connues pour favoriser ce cancer). *A contrario*, ce risque décroît légèrement ensuite chez les générations de femmes qui ont connu les pilules de seconde

1. INSEE, « Causes de décès selon le sexe en 2014 », 24 janvier 2017, <insee.fr>.

2. « La santé des femmes », Aide-mémoire n° 334, septembre 2013, <who.int>.

3. Plu-Bureau G., Kuttenn F., « Sein et hormones », 1er janvier 2002, <em-consulte.com>.

génération moins fortes en œstrogènes ; même s'il reste bien plus élevé que chez les femmes n'ayant jamais pris la pilule [1].

Les cellules cancéreuses sont sensibles à certaines hormones sexuelles comme les œstrogènes, essentiellement sécrétés par les ovaires. D'ailleurs, une étude réalisée en Espagne conclut très clairement que le risque de cancer du sein est lié « à la quantité totale de certains produits chimiques de synthèse imitant l'œstrogène [présents] dans le corps de la femme [2] ». La Dr Sylvie Dodin, professeur au département d'obstétrique et gynécologie à l'université de Laval apporte une autre piste intéressante : les fluctuations d'œstrogènes au cours du cycle naturel ont peut-être une raison d'être. Au cours d'un cycle normal, les niveaux d'œstrogènes sont toujours beaucoup plus faibles pendant la première partie. Avec la pilule œstroprogestative, en particulier si elle est prise continûment, ils sont fixes. Or, « peut-être que cette pause est nécessaire, on ne le sait pas [3] ». Par conséquent, en remplaçant le cycle naturel fluctuant par un apport constant d'hormones, la pilule pourrait soumettre les cellules

1. INSERM : « Le risque de développer un cancer du sein avant 75 ans a considérablement augmenté de 4,9 % pour les femmes nées en 1910 à 12,1 % pour les femmes nées en 1950. Cependant, après une augmentation particulièrement marquée de ce risque pour les femmes nées entre 1925 et 1945, on observe un infléchissement de l'augmentation pour la génération des femmes nées après 1945. », « Incidence et évolution du cancer du sein dans le monde », *Cancer et environnement* (27), p. 399-405, <Ipubli.inserm.fr.>

2. Ibarluzea J. J. *et al.*, « Breast cancer risk and the combined effect of environmental oestrogens », *Cancer Causes and Control*, nº 15, 2004, p. 591-600.

3. Dumoulin L., « Et si on supprimait les menstruations ? », mars 2004, <passeportSanté.net>.

mammaires à trop d'œstrogènes et favoriser la formation d'une tumeur.

D'après la Société canadienne du cancer, il y aurait dans chaque tranche de 10 000 femmes prenant la pilule œstroprogestative « deux cas additionnels de cancer du sein si la pilule a été prise avant la première grossesse menée à terme » et « environ un cas additionnel de cancer du sein si la pilule a été prise après la première grossesse menée à terme »[1]. Chaque année en France, 450 à 900 femmes vont donc voir leur pronostic vital engagé, subir des traitements extrêmement lourds, voire des mastectomies, du fait d'avoir eu recours à la pilule. Environ 30 % n'y survivront pas[2], soit 135 à 270 d'entre elles. Nous parlons là de la pilule œstroprogestative, prise par 90 % des femmes, mais les données scientifiques ne sont pas plus engageantes concernant la pilule progestative. Ce type de pilule n'est pas officiellement reconnu par le CIRC comme cancérigène, mais de nombreuses publications scientifiques tendent à prouver que son potentiel cancérigène (notamment concernant le cancer du sein en particulier) serait encore plus élevé que celui de la pilule œstroprogestative[3].

1. Société canadienne du cancer, « Pilule anticonceptionnelle et autres contraceptifs hormonaux », non daté, <cancer.ca>.

2. Institut national du cancer, « Survie attendue des patients atteints de cancers en France : état des lieux », avril 2010, <e-cancer.fr>.

3. « L'hypothèse antérieure selon laquelle le progestatif ne favorise pas le développement du cancer du sein doit être réexaminée car un nombre croissant de preuves indiquent le contraire. [...] Les données disponibles se complètent mutuellement montrant un potentiel de promotion de la tumeur du progestatif, éventuellement supérieur à celui d'une combinaison d'œstrogène

De plus, comme le prouvent de nombreux travaux indépendants, comme ceux d'Ellen Grant [1], les hormones

et de progestatif. [...] un risque accru de cancer du sein a été démontré pour la combinaison d'œstrogène et de progestatif, mais pas pour les œstrogènes seuls [...] un nombre considérablement plus élevé de cas de cancer du sein ont été rapportés en Allemagne sous pilule progestative contrairement à ceux rapportés avec l'usage répandu des pilules œstroprogestatives [...] la grande ressemblance parmi les cancers du sein déclarés sous pilule progestative et leur similitude avec les malignités mammaires diagnostiquées pendant la grossesse suggèrent l'existence d'un motif plutôt que d'une pure coïncidence. » (Geirsig C., « Progestin and breast cancer : the missing pieces of a puzzle », *Bundesgesundheitsblatt Gesundheitsforschung Gesundheitsschutz*, n° 51, 2008, p. 782-786.)

« Nous croyons que les progestatifs augmentent le risque de cancer du sein au-delà de ceux que donnent les œstrogènes seuls. » (Santen R. J., « Risk of breast cancer with progestins : critical assessment of current data », *Steroids*, n° 68, 2003, p. 953-964.)

Graham J.D. *et al.*, « Altered progesterone receptor isoform expression remodels progestin responsiveness of breast cancer cells », *Molecular Endocrinology*, n° 19, 2005, p. 2713-2735.

Graham J.D. *et al.*, « DNA replication licensing and progenitor numbers are increased by progesterone in normal human breast », *Endocrinology*, vol. 150, n° 7, 2009, p. 3318-3326.

Mirkin S. *et al.*, « Effect of 17 beta-estradiol,progesterone, synthetic progestins, tibolone, and tibolone metabolites onvascular endothelial growth factor mRNA in breast cancer cells », *Fertility Sterility*, vol. 84, n° 2, 2005, p. 485-491.

Kato S. *et al.*, « Progesterone increases tissue factor gene expression, procoagulant activity, and invasion in the breast cancer cell line ZR-75-1 », *The Journal of Clinical Endocrinology & Metabolism*, vol. 90, n° 2, 2005, p. 1181-1188.

Beral V. *et al.*, « On behalf of the Million Women Study collaborators. Breast cancer and hormone replacement therapy : the Million Women Study », *Lancet*, n° 362, 2003, p. 1330-1331.

1. Mclaren-Howard J. *et al.*, « Hormone Replacement Therapy and Osteoporosis : Bone Enzymes and Nutrient Imbalances », *Journal of Nutritional & Environmental Medicine*, vol. 8, n° 2, 1998, p. 129-138. C. G. Grant E., « The Pill, Hormone Replacement Therapy, Vascular and Mood Over-reactivity, and Mineral Imbalance », *ibid.*, p. 105-116. Grant E., *Amère pilule*.

synthétiques en général (progestatifs inclus) rendraient plus vulnérable à n'importe quel type de cancer mais aussi aux maladies auto-immunes (lupus, scléroses en plaque) ou neurodégénératives (comme Alzheimer). En induisant des carences en vitamines et minéraux essentiels, les hormones synthétiques affaiblissent le système immunitaire, qui produit moins d'antioxydants et cela a pour effet de créer des dommages irréversibles, notamment sur l'ADN.

Autre indication importante rapportée par une étude réalisée sur près d'1,2 million de femmes entre 1968 et 2010 au Royaume-Uni, les femmes de moins de trente ans qui ont pris la pilule au moins une fois dans leur vie présentent un taux de décès trois fois supérieur à celles qui ne l'ont jamais prise [1]. Enfin, pour répondre à la question que de nombreuses femmes se posent : oui, plus vous prenez la pilule jeune et longtemps, plus vous augmentez vos chances de subir un de ses effets secondaires les plus graves. Les études montrent que 80 % de celles qui ont un cancer du sein à cause de leur pilule ont commencé à la prendre avant leurs 18 ans et pendant plus de quatre ans [2].

Ces quelques informations suffisent à affirmer que la contraception orale est effectivement dangereuse pour la

1. Hannaford P. C. *et al.*, « Mortality among contraceptive pill users : cohort evidence from Royal College of General Practitioners' Oral Contraception Study », *British Medical Journal*, vol. 340, n° 7748, 2010.

2. « Oral contraceptive use and breast cancer risk in young women. UK National Case-Control Study Group », *The Lancet*, vol. 333, n° 864, 6 mai 1989, p. 974-982.

santé, qu'elle agit comme une sorte de roulette russe dont on ne peut prédire à l'avance quelle femme sera la victime. Nous pourrions nous arrêter là. Mais ce n'est pas tout.

Accidents vasculaires cérébraux ou embolies mal diagnostiqués

Caroline a quarante-huit ans. Il y a longtemps, à cause de sa pilule, elle a frôlé la mort. Quinze ans après les faits, elle témoigne : « novembre 2002, j'ai bientôt trente-trois ans, je reprends la pilule. Vers fin novembre, je suis de plus en plus fatiguée, je n'arrive plus à avancer. Je suis de plus en plus essoufflée, je transpire, j'ai le visage qui dégouline, je dors sans arrêt. Je m'endors même en voiture et mes deux filles de 12 ans et 7 ans sont obligées de m'aider à la maison car je n'arrive même plus à porter trois bûches dans mes bras pour nous chauffer. À la veille des vacances scolaires de Noël, il y a une petite fête à l'école de ma deuxième. Je m'y rends avec difficulté, je tousse et j'ai mal au poumon droit. Je me dis : “C'est pas possible, j'ai une pneumonie ou une pleurésie.” Le soir tout s'accélère. La douleur au poumon s'intensifie, je n'arrive plus à respirer normalement. Je suis seule avec la petite et j'ai une tête à faire peur, alors j'essaie de lui cacher mon état. À trois heures du matin, je ne tiens plus. La douleur est horrible. Je me dis que je vais y passer, alors j'appelle le médecin. Puis le diagnostic tombe : “embolie pulmonaire”. J'ai les poumons noyés aux trois-quart de sang. […] Hospitalisation dans la foulée en service cardio. J'y reste une semaine. On me dit : "Vous avez de la chance car vous ne devriez même pas être en vie vu l'embolie que vous avait fait !" En effet, ça s'est arrêté à un millimètre du cœur. Un millimètre de plus et c'était l'embolie cardiaque [1]. »

Comme Caroline, chaque jour dans l'Hexagone, sept femmes se retrouvent à l'hôpital à cause de leur pilule œstroprogestative, 1,6 en meurt chaque mois [2]. Elles sont victimes d'un accident thromboembolique veineux : un tiers d'une embolie pulmonaire, deux tiers d'une phlébite. La pilule combinée, en modifiant leur sang, forme un caillot qui obstrue partiellement ou totalement une veine. Ce caillot peut alors migrer jusqu'à l'artère pulmonaire, provoquant une embolie parfois suivie d'un AVC. Ces chiffres sont une estimation basse puisqu'ils ne prennent en compte que les données hospitalières. D'après une étude de l'AVEP, sur 739 victimes de ce type d'accident thromboembolique, 94 % ne présentaient aucune contre-indication à la contraception orale. Pas d'anomalie génétique, pas de tabagisme. Beaucoup n'étaient pas non plus dans la fameuse « première année de prise », où les dangers sont plus forts [3]. 8 % sont désormais handicapées, 35 % auront des séquelles à vie. Certaines, souvent mal

1. Le témoignage de Caroline et de nombreux autres sont en libre accès sur le site de l'Association des victimes d'embolie pulmonaire et d'AVC à la rubrique « Témoignages »,<avep-asso.org>.

2. ANSM, « Risque thromboembolique veineux attribuable aux contraceptifs oraux combinés (COC) et évolution de leur utilisation : résultats des études de l'ANSM », 26 mars 2013, <ansm.sante.fr,>.

3. AVEP, « Contraception hormonale : quels impacts, quels risques ? », 29 janvier 2015, <avep-asso.org>.

diagnostiquées, n'y survivront pas. Comme Doriane, vingt ans. Sa mère raconte qu'elle prenait la pilule depuis deux mois et souffrait de « fatigue, d'essoufflements et de douleurs. [Parce qu'elle] avait une douleur dans le dos, [les] médecins sont passés à côté de l'embolie [et ont diagnostiqué à tort] une pyélonéphrite. Ils ont fait fi des effets secondaires du contraceptif et n'ont fait aucun lien malgré le tableau clinique. » Doriane en est morte.

Trois quarts de ces cas concernent des femmes sous pilules œstroprogestative de troisième ou quatrième génération, qui multiplient les risques thromboemboliques [1].

Sur le total des femmes qui prennent la pilule en France – environ 4,5 millions – ce risque d'accident thromboembolique est considéré comme minime. Mais le problème avec les phlébites et embolies pulmonaires, c'est qu'elles sont difficiles à diagnostiquer. De nombreux proches de femmes décédées d'embolie expliquent qu'elles souffraient de céphalées prononcées, de douleurs en « décharge » et d'essoufflements importants. Beaucoup de ces femmes ont consulté plusieurs spécialistes les semaines mais sont parfois ressorties avec un diagnostic de « simple rhume ». Nombre d'entre elles sont allées aux urgences où leur souffrance n'a pas été entendue. Certaines ont même été accusées de « jouer la comédie ». Paralysées sur la moitié du corps,

1. ANSM, « Estimation du nombre de cas d'accidents thromboemboliques veineux attribuables aux contraceptifs oraux combinés en France entre 2000 et 2011 », 26 mars 2013, p. 26, <ansm.sante.fr>.

amputées, victimes de fatigue chronique ou sous traitement pour le restant de leurs jours, celles qui survivent à ce type d'accidents sont marquées à vie.

Des milliers de vies impactées, des centaines de décès chaque année

À ces cas s'ajoutent ceux des femmes qui subissent un cancer du sein, du col de l'utérus, du foie ou des voies biliaires sans savoir que leur pilule en est en partie responsable. En comptabilisant uniquement les cancers du sein et les accidents thromboemboliques, chaque année, 3 000 à 3 500 Françaises subissent un problème de santé grave à cause de la pilule œstroprogestative chaque année.

Chaque jour, sept sont hospitalisées à la suite d'un AVC, d'une embolie ou une phlébite et chaque mois, 13 à 24 en meurent[1]. Ainsi, bien que les risques de complications graves liées à la contraception hormonale combinée soient qualifiés de « légers » ou de « faibles », ils impactent chaque année des milliers de vies. Des femmes qui étaient initialement en parfaite santé meurent, deviennent handicapées ou voient leur qualité de vie compromise à jamais.

Pour certaines des 155 à 290 d'entre elles qui perdent la vie chaque année, un simple test sanguin aurait permis d'éviter cette issue mortelle. Tous ces chiffres

1. 155 à 290 femmes chaque année, 20 d'accidents thromboemboliques et 135 à 270 qui ne survivent pas à un cancer du sein (concernant les estimations de décès pour le cancer du sein, cf. sous-partie *La pilule augmente-t-elle les risques de cancer du sein ?*).

qui paraissent déjà suffisamment impressionnants sont pourtant bien en dessous de la réalité. Ils sont sous-estimés, et pas toujours de manière involontaire ou innocente. Gangrenée par les conflits d'intérêts, biaisée et trop souvent orgueilleuse, la science en laquelle nous plaçons toute notre confiance est loin d'être aussi fiable que ce que nous croyons.

Études biaisées, financements industriels : comment une science manipulée a le dernier mot sur les décisions publiques

> « La problématique des conflits d'intérêts n'est pas à la marge du système de santé. Elle n'est pas une question marginale. Elle n'est pas une question de déviance […] elle est centrale. Y répondre ce n'est pas pourchasser quelques praticiens malhonnêtes, c'est modifier les équilibres structurels entre des relations entre les institutions publiques et privées. »
>
> Martin Hirsch [1]

Elles déterminent si un médicament peut être mis sur le marché ou pas. Elles calculent le rapport « bénéfice/risque ». Elles sont celles sur lesquelles toutes nos décisions en matière de santé publique reposent : les études scientifiques. Pourtant, jusqu'à 70 % d'entre elles seraient inexactes, voire totalement faussées, dans le domaine médical. *Nature* et *The Lancet*, deux des plus prestigieuses revues médicales publient presque chaque mois sur ce sujet [2]. Course à la publication, manipulation des chiffres, manque de moyens, incompétence…

1. Rodwin M. A., *Les conflits d'intérêts en médecine : quel avenir pour la santé ?*, Presses de l'EHESP, 2014.

2. Baker M., « 1,500 scientists lift the lid on reproducibility », *Nature*, vol. 533, nº 7604, 2016, p. 452-454.

Si chaque citoyen était informé de la réelle fiabilité des études scientifiques, il tomberait de sa chaise.

Une science très imparfaite : les nombreux biais scientifiques dans les études

Les tout premiers essais sur la pilule ont été réalisés par l'industriel qui les commercialisait et qui a maintes fois été soupçonné d'avoir truqué ses études. On pouvait, il y a un siècle, excuser les tâtonnements et les errances d'une science qui en était à ses balbutiements. Mais de telles pratiques existent encore aujourd'hui et il est difficile de croire qu'elles soient toujours inconscientes ou involontaires. Pire, elles se sont sophistiquées et elles sont parfois indécelables y compris par les professionnels eux-mêmes. Intéressons-nous donc à deux études majeures qui dictent nos décisions publiques en matière de contraception hormonale. Ce sont ces études qui permettent de clamer aux femmes que la pilule n'est pas dangereuse, voire qu'elle les protège de certains cancers. Ce qui a donné lieu à beaucoup d'articles dans des revues destinées au grand public et sur Internet. La première étude est celle réalisée entre 1968 et aujourd'hui par le Collège royal des médecins généralistes de Londres[1]. Avec plus de 46 000 femmes suivies pendant quarante-quatre années, c'est la plus grande étude réalisée à ce jour sur

1. Iversen L. *et al.*, « Lifetime cancer risk and combined oral contraceptives : the Royal College of General Practitioners' Oral Contraception Study », *American Journal of Obstetrics & Gynecology*, pii : S0002-9378 (17) 30179-5, 8 février 2017.

les femmes et la pilule. Malheureusement, son apparente fiabilité ne résiste pas à un examen attentif. Cet examen, la statisticienne Jane Galbraith l'a réalisé pour nous en 1998[1]. Ses conclusions sont effarantes. L'étude permet de conclure que les femmes ne meurent pas massivement de la pilule mais guère plus.

Éliminer d'une étude celles qui ne supportent pas la pilule pour ne garder que les bons cobayes

Deux groupes de femmes ont été établis pour être comparés : les femmes sous pilule et les femmes sans pilule. Mais deux problèmes majeurs apparaissent d'emblée. Premièrement, ces groupes ne sont pas représentatifs de l'ensemble de la population féminine. Deuxièmement, des femmes qui ont pris des hormones similaires à la pilule sont classées dans le groupe « sans pilule ». Les traitements pour la ménopause ou pour les troubles du cycle et la fertilité contiennent en effet exactement les mêmes hormones que la pilule et induisent les mêmes risques (thrombose, AVC, cancer). Intégrer des femmes qui ont pris ces produits dans le groupe sans pilule fausse totalement le taux de mortalité, c'est comme si l'on comparait des femmes sous pilule à… des femmes sous pilule. C'est une erreur fondamentale, gigantesque. De plus, 11 500 femmes ont quitté l'étude avant 1977 et n'ont jamais fait l'objet d'un suivi (on ne sait pas si

1. Galbraith J. I., « A methodological review of the Royal College of General Practicioner's Oral Contraception Study », *Journal of Nutritional & Environmental Medicine*, 8, 1998, p. 187-194.

elles sont mortes ou malades). Enfin, les femmes qui ont pris la pilule au début de l'étude mais qui l'ont arrêté moins de trois années après à cause d'effets secondaires trop pénibles ne sont pas non plus comptabilisées dans l'étude finale. Ainsi, les scientifiques ont éliminé de l'étude toutes celles qui n'ont pas supporté la pilule pour ne garder que les « survivantes » (comme les qualifie Galbraith). C'est encore un biais majeur. Comment prétendre évaluer la manière dont les femmes supportent la pilule en éliminant précisément celles qui ne la supportent pas ? Les effets secondaires « bénins » étant souvent les signes annonciateurs de futurs effets plus graves, ce type de femme doit absolument être observé pour que l'effet de la pilule soit précisément chiffré. En vrac parmi les autres biais, l'étude met dans la même catégorie des femmes qui ont pris la pilule seulement six mois pendant les vingt dernières années avec d'autres qui l'ont prise non-stop tout ce temps-là. D'autres femmes sont placées dans la catégorie des femmes « sans pilule » alors qu'elles ont pris la pilule mais l'ont arrêtée il y a longtemps. Malgré ces biais qui sous-estiment l'effet de la pilule, l'essai montre que les femmes ayant déjà pris la pilule dans leur vie présentent des taux plus élevés dans soixante maladies et que les moins de trente ans meurent trois fois plus sous pilule que sans. Même en conservant uniquement les femmes les plus résistantes à la pilule, des problèmes alarmants se dessinent. Pourtant, les scientifiques concluent tranquillement que tout va bien.

Comparer… l'incomparable!

Seconde étude, la « Walnut Creek Contraceptive Drug Study ». Menée sur près de 20 000 femmes de 1968 à 1978, elle a fièrement annoncé que la pilule protégeait des cancers de l'endomètre et des ovaires. Pourtant, elle a également reproduit l'erreur majeure de placer dans le groupe des femmes sans pilule des femmes qui ont pris des hormones similaires à la pilule. Or, si l'on reprend l'étude en éliminant ce biais, les résultats sont bien différents : la pilule n'a pas d'effet protecteur [1]. Ces deux « grandes » études ne sont donc absolument pas crédibles dans leurs conclusions, pourtant elles sont considérées comme les plus prestigieuses dans le monde. C'est grâce à ces travaux (et à de nombreux autres menés depuis cinquante ans avec les mêmes biais) que les instances sanitaires mondiales assurent aux femmes qu'elles peuvent prendre leur pilule en toute confiance et même qu'elle les protège de certains cancers… C'est sur cette science plus que bancale que votre généraliste ou gynécologue se base pour vous informer. Vous comprenez désormais mieux pourquoi vos plaintes ne sont parfois pas entendues. Pour beaucoup de médecins, tout ce que vous ressentez n'existe pas tant que cela n'a pas été « prouvé par les études ». Ils n'ont pas le temps de vérifier en détail la validité de ces études mais leur font une confiance aveugle. Ils ont tant foi en leur science

1. C G Grant, E., « Endometrial cancer with progestagen and oestrogen oral contraceptives », *The Lancet Oncology*, vol. 16, n° 15, novembre 2015.

qu'ils n'appréhendent vos symptômes qu'à travers ce qui est déjà prouvé, ce qui peut être relié. Tout le reste sera, malheureusement, trop souvent classé au rang du symptomatique ou de l'inexplicable.

Des « épidémies » de cancer parfaitement corrélées à la prise de pilule

Comme aujourd'hui très peu de femmes ne prennent jamais d'hormones au cours de leur vie, il devient difficile d'évaluer les effets de ces dernières sur leur santé. Se replonger dans les chiffres avant et après pilule devient alors intéressant. Par exemple, les femmes nées en 1950 ont 2,5 fois plus de risques de développer un cancer du sein que celles nées en 1910 et n'ayant pas connu la pilule[1]. Des études récentes menées sérieusement corroborent ces chiffres et montrent que la pilule double les risques de cancer du sein[2]. De même, quinze ans après l'introduction de la pilule en Angleterre, le taux de femmes hospitalisées pour sclérose en plaque a presque doublé. Or la progestérone synthétique augmente jusqu'à 1,75 fois les risques de développer une sclérose en plaques[3]. Enfin, dix ans après la mise sur le marché de la pilule, le nombre de

1. AFSSET-INSERM, Cancer et environnement, INSERM, 2008, partie VI « Cancer du sein », chap. 27 : « Incidence et évolution », p. 399-405.

2. Hemminki E. *et al.*, « Oral contraceptive use before first birth and risk of breast cancer : a case control study », *BioMed Central Women's Health*, vol. 2, nº 9, 2002.

3. Hellwig K. *et al.*, « Oral Contraceptives and Multiple Sclerosis/Clinically Isolated Syndrome Susceptibility », *Public Library of Science One*, vol. 11, nº 3, 2016.

cas de cancers de l'endomètre a explosé aux États-Unis. Et en Angleterre, quatre années après l'introduction de la pilule, les embolies pulmonaires étaient cinq fois plus nombreuses chez les jeunes femmes[1]. Mêmes constatations pour les cancers du sein. Bref, partout où passe la pilule, nous observons chez les femmes de véritables épidémies de pathologies qui peuvent précisément être provoquées par les hormones synthétiques. Les courbes de ces maladies varient même selon l'introduction de telle ou telle génération de pilule. Les corrélations semblent si évidentes qu'on peut se demander pourquoi personne ne s'y intéresse. Pourquoi fait-on tout un foin autour du cancer du sein lors d'Octobre rose tout en passant sous silence la piste majeure des hormones synthétiques ? Bien sûr, il sera rétorqué que nous ne serons jamais sûrs à 100 % que tout cela soit dû à la pilule, mais les faits sont plus que troublants.

Ainsi, deux hypothèses sont aujourd'hui aussi plausibles l'une que l'autre : soit la pilule est à l'origine d'un nombre bien plus important de maladies et de cancers que ce que nous croyons, soit elle ne génère que les cas dont nous avons déjà connaissance. Nous n'en savons réellement rien. Nous ne savons d'ailleurs même pas précisément ce qui déclenche un cancer. Pourtant, nous avons pris le parti d'opter pour la seconde hypothèse. Et voyez la manière bancale dont nous justifions ce choix. Les discours officiels considèrent

1. Winter I. C., « The incidence of thromboembolism in Enovid users », *Metabolism*, vol. 14, n° 3, 2e partie, 1965, p. 422-428.

qu'une femme sans pilule va forcément subir des grossesses supplémentaires (car les moyens qu'elle utilise seraient forcément « moins fiables ») et donc que les risques induits par la pilule sont acceptables car équivalents aux potentielles grossesses supplémentaires. Ces discours partent de l'idée selon laquelle une femme sans pilule aura forcément plus de grossesses. Or cette théorie est fausse puisque les DIU cuivre et certaines méthodes naturelles parfaitement appliquées présentent une efficacité équivalente voire supérieure à la pilule. Ainsi, dire aux femmes qu'elles doivent accepter les risques de la pilule parce qu'elles les affronteront d'une manière ou d'une autre est totalement fallacieux. C'est leur faire croire qu'elles n'ont pas le choix. Si les autorités médicales et sanitaires étaient totalement honnêtes et transparentes elles tiendraient plutôt le discours suivant : « Nous constatons que de très nombreuses maladies augmentent sous pilule, y compris les cancers. Nous ne savons pas quel impact exact a la pilule sur l'augmentation de ces cancers puisque nous ne savons même pas comment fonctionne exactement un cancer. Nous savons aussi que les femmes de moins de trente ans meurent trois fois plus sous pilule que sans. Malgré tout, nous avons décidé que la pilule reste la meilleure contraception pour vous. » Si nos autorités faisaient preuve d'autant d'humilité, cela permettrait aux femmes de faire des choix en réelle connaissance de cause.

Des conflits d'intérêts devenus la norme

Les études parfaites en matière de santé n'existent pas. Les biais grossiers que nous venons de détailler peuvent être involontaires. Mais ils sont répétés depuis soixante ans et en dépit des nombreuses dénonciations publiques. La recherche médicale est d'ailleurs aujourd'hui dans un état inquiétant. Premièrement, la science n'échappe pas à la marchandisation et au besoin d'être rentable. En allouant leurs budgets, les politiques publiques favorisent certains secteurs pour que le pays en tire profit. À ce petit jeu, la recherche fondamentale (toute recherche qui n'a pas pour but final le développement d'un produit ou une application précise mais qui cherche à acquérir de nouvelles connaissances en explorant tous les horizons de phénomènes pour lesquels nous n'avons pas encore d'explication) est perdante et nous réduisons grandement nos chances de faire de grandes découvertes scientifiques. D'ailleurs, pendant que les États, (particulièrement l'État français) ferment les vannes des crédits alloués à la recherche, les financements privés prennent la main. Conséquence, la science qui est financée aujourd'hui est surtout celle qui a une application commerciale. Comme l'explique le médecin Paul Benkimoun dans *Recherche clinique et financement privé: les liaisons dangereuses*, la recherche a désormais « la logique d'un système économique où le retour sur investissement est l'objectif primordial[1] ». Le phénomène est global. Aux États-Unis aujourd'hui, près de 75 % des financements d'essais cliniques proviennent d'entreprises ou de fonds privés. Or,

1. Benkimoun P., « Recherche clinique et financement privé : les liaisons dangereuses », *Les Tribunes de la santé*, nº 28, mars 2010, p. 23-37.

étrangement, les études menées par le privé « récoltent bien plus souvent des résultats positifs que celles conduites par d'autres entités [1] ». Les essais sont délocalisés dans des pays pauvres où les règles éthiques sont plus souples et tout est fait pour que le grand public ne sache rien de tout cela. Benkimoun poursuit : « une analyse de plus de 1 500 études dans le domaine du cancer parues en 2006 dans des revues de haut niveau montre que celles dont les auteurs ont déclaré des intérêts ont deux fois plus de résultats favorables aux médicaments que celles où aucun conflit d'intérêts n'est déclaré [et] plusieurs affaires ont mis en cause [...] la manière biaisée dont de grands laboratoires pharmaceutiques avaient utilisé des données issues de la recherche clinique qu'ils finançaient ». Une situation préoccupante qui ne manque pas de s'appliquer à la pilule vu la manne financière qu'elle représente. Comme l'indiquait en 2010 le *Journal of the American Medical Association*, nous sommes désormais dans « une situation où la préservation des parts de marché l'a apparemment emporté sur les préoccupations concernant le risque potentiel de nuire au patient [2] ».

En la matière, la France fait figure de mauvaise élève. Bien qu'elle soit le premier pays producteur de médicament de l'Union européenne, elle est passée en

1. Chopra S. S., « Industry funding of clinical trials : benefit or bias ? », *Journal of American Medical Association*, vol. 290, n° 1, 2003, p. 111-113.

2. DeAngelis C. D. *et al.*, « Ensuring integrity in industry-sponsored research : primum non nocere, revisited », *Journal of American Medical Association*, vol. 303, n° 12, 2010, p. 1196-1198.

quarante ans de la 3e à la 15e place mondiale en matière de dépense intérieure pour la recherche et le développement par rapport à son PIB. Alors que l'industrie de la santé réalise plus de 65 milliards de chiffre d'affaires, nos chercheurs sont de plus en plus précarisés et obligés de se tourner vers le privé pour financer leurs recherches. Des conflits d'intérêts dénoncés en 2016 par la Cour des comptes qui exhorte les administrations et le ministre de la Santé à avoir une intervention « plus affirmée » afin de « poursuivre jusqu'à son terme la politique d'assainissement des liens financiers qui existent entre l'industrie et les professionnels de santé » [1].

Quand certains décès imputés à la pilule passent inaperçus

La pharmacovigilance qui permet d'estimer l'effet réel d'un médicament est particulièrement mal réalisée, notamment en France. En ce qui concerne la pilule, de nombreuses patientes soignent elles-mêmes certains effets bénins sans en parler à leur médecin et ces effets ne sont donc jamais rapportés. Des décès – dus à un AVC ou à une embolie – passent inaperçus et sont classés comme naturels ou inexpliqués. Enfin, des femmes dont la phlébite ou l'embolie est causée par la pilule ne sont pas officiellement signalées aux autorités. Il est très long et pénible pour les médecins de rédiger ces rapports. Par conséquent, de nombreux cas ne sont

1. Cour des comptes, « La prévention des conflits d'intérêts en matière d'expertise sanitaire. Communication à la commission des affaires sociales du Sénat. Art. LO132-3-1 du Code des juridictions financières », mars 2016.

pas remontés. Quand bien même ces informations remonteraient, nous n'allouons pas suffisamment de moyens aux administrations qui doivent les classer. Une source interne à l'ANSM m'a décrit comment, faute de personnel, les centres régionaux de pharmacovigilance se contentent souvent d'archiver ces dossiers sans les exploiter. Signalons-le au passage, si vous êtes victime d'un effet secondaire médicamenteux, vous pouvez le signaler directement auprès de votre centre régional de pharmacovigilance sans passer par un médecin.

Enfin, de manière générale, les femmes sont négligées par la recherche médicale et les traitements ou appareils ne leurs sont pas toujours adaptés. Une Française qui fait un infarctus ou un AVC à cause de sa pilule peut en mourir parce que le matériel utilisé pour le détecter ne lui est pas adapté. Des techniques comme l'angiographie sont efficaces pour déceler un problème cardiaque chez l'homme mais pas chez la femme. Or, beaucoup de femmes souffrant de douleurs dans la poitrine sont diagnostiquées au moyen d'angiographies « normales » et nombre d'entre elles feront un infarctus ou un AVC peu de temps après [1].

À lire cela, beaucoup d'entre vous se diront sûrement qu'il est urgent de reprendre nos places de patients dans le processus de soin. C'est exactement ce que font les femmes contemporaines en se battant pour

1. Comité d'éthique de l'INSERM, « Deuxième Journée Éthique de l'INSERM à l'ICM. Groupe "Genre et Recherche en Santé", texte de présentation », juin 2015, <associations.inserm.fr>.

dire qu'elles ne supportent plus les effets secondaires, même « bénins », de la contraception hormonale. Malheureusement, vu la manière dont les effets graves sont minimisés, imaginez l'importance qui est accordée aux effets bénins…

Dépression, endométriose, migraine, ostéoporose… les effets secondaires moins impressionnants mais tout aussi gênants de la pilule

> « La contraception hormonale n'est pas raisonnable, elle est une véritable incongruité endocrinologique qui ne peut qu'altérer la santé de la femme et sa fertilité. »
>
> Nicolas Lambert. [1]

De manière assez courante, les femmes sous pilule œstroprogestative souffrent de migraines, jambes lourdes, nausées, douleurs mammaires ou spotting (légers saignements entre deux menstruations). Les femmes sous pilule progestative se plaindront plutôt de troubles du cycle type spotting, de douleurs pelviennes et de kystes ovariens. Des effets souvent qualifiés de « mineurs » ou de « supportables » par les prescripteurs mais qui gâchent réellement le quotidien de millions de femmes. Ces effets, et les nombreux autres qui peuvent survenir sous pilule, sont en réalité la partie visible de l'iceberg. La marque extérieure de ce qui se passe en silence dans l'organisme.

La pilule, cette voleuse de vitamines et minéraux essentiels

Dès le début des années 1960, des médecins comme Ellen Grant ont prouvé que la pilule induisait des

1. Lambert N., *La pilule, un bienfait pour ma santé, ma fertilité ?*, Connaissances et Savoirs, 2016.

carences en vitamines et minéraux essentiels au bon fonctionnement du corps. De manière regrettable, la plupart des médecins l'ignorent. Fatigue chronique, anémie, allergies alimentaires, dépression, migraine, diabète, épilepsie, endométriose, kystes aux ovaires, infections vaginales, cystites, acné, asthme, hypothyroïdie, ostéoporose, prise de poids ou perte de libido... Ces problèmes de santé qui gâchent le quotidien peuvent être autant de conséquences directes des hormones contenues dans la pilule et les traitements de la ménopause. Les hormones synthétiques agissent comme de vraies voleuses de vitamines et minéraux essentiels. Les œstrogènes et la progestérone synthétique génèrent des carences chroniques en vitamine B1, 2, 3, 6 et 12, en magnésium, zinc, sélénium, tyrosine et Q10 [1] (Q10 qu'on nous vend ensuite dans des crèmes rajeunissantes). Ross Pelton, pharmacien et nutritionniste parmi les experts les plus qualifiés concernant les carences générées par les médicaments, affirme très clairement : « La plupart des médicaments réduisent un ou plusieurs nutriments mais la pilule est un des pires [2]. »

Vous pouvez par exemple souffrir d'hypertension à cause de votre pilule. Le magnésium et le Q10 aidant

1. Le coenzyme Q10 est une substance vitale, semblable à une vitamine, qui active la production d'énergie sur le plan cellulaire et agit comme antioxydant.

2. Pelton R., *The Pill Problem. How to Protect Your Health from the Side Effects of Oral Contraceptives*, The Natural Pharmacist-BookBaby, [http://www.lulu.com/shop/ross-pelton/the-pill-problem/paperback/product-20716933.html], 2013. Bien qu'il se base sur des études scientifiques sérieuses et sur ses compétences indéniables, Ross Pelton est également le directeur scientifique de la société Essential Formulas, laquelle commercialise des compléments alimentaires. C'est un possible conflit d'intérêts.

à relaxer les vaisseaux sanguins, en manquer, c'est élever sa pression artérielle. En augmentant le taux de sucre dans votre sang, la pilule peut causer une résistance à l'insuline et favoriser le diabète[1]. De même, l'ostéoporose, qui a pris des proportions endémiques ces dernières décennies est encore une conséquence probable de la pilule (œstroprogestative comme progestative). Des carences en zinc, magnésium et manganèse et un trop fort taux de cuivre diminuent la production de PAL[2] qui contribue à la formation des os. Or toutes les femmes qui prennent des hormones ont trop de cuivre et pas assez de zinc[3]. De même, le magnésium est un minéral essentiel à la structure osseuse, qui s'équilibre avec le calcium. Si vous manquez de magnésium, le calcium va s'auto « limiter » pour se mettre au même niveau que le magnésium et rétablir l'équilibre. Par conséquent, vous supplémenter en calcium sans penser au magnésium est totalement contre-productif. Arrêter la pilule ou votre traitement hormonal sera bien plus efficace qu'ingérer médicaments puissants et produits laitiers à longueur de journée.

Depuis quelque temps, vous avez peut-être remarqué que vous « attrapez chaque virus qui traîne ». C'est

1. Cortés M. E. *et al.*, « The effects of hormonal contraceptives on glycemic regulation », *The Linacre Quarterly*, vol. 81, n° 3, 2014, p. 209-218.

2. Les PAL (ALP en anglais) sont les phosphatases alcalines, des enzymes qui se trouvent dans la plupart des tissus de l'organisme. Elles ont un rôle crucial non seulement dans la bonne santé des os mais aussi dans le maintien de la flore intestinale et la production de bile par le foie.

3. John McLaren-Howard *et al.*, « Hormone Replacement Therapy and Osteoporosis : Bone Enzymes and Nutrient Imbalances », *Journal of Nutritional & Environmental Medicine*, vol. 8, n° 2, 1998, p. 129-138.

peut-être parce que votre pilule a épuisé vos stocks de vitamine C et de sélénium, essentiels pour lutter contre infections et bactéries. Les femmes sous pilule œstroprogestative ont en effet 30 à 42 % moins de vitamine C que les femmes qui ne l'utilisent pas[1]. Si vous souffrez d'infections vaginales à répétition, il est tout aussi probable que la coupable soit une levure nommée *Candida Albicans*. Présente naturellement dans nos organismes, elle augmente sous l'effet des œstrogènes contenus dans les pilules combinées. Et si vos infections deviennent chroniques et résistent à tous les traitements, cela peut aussi être parce que la pilule augmente le taux de sucre dans le sang, sucre dont le *Candida* se nourrit. Les cystites, salpingites, endométrites sont également soupçonnées d'être favorisées par la contraception orale et la sensibilité aux virus type VIH semble accrue. Les migraines, que beaucoup découvrent sous contraception hormonale, sont liées à la fluctuation d'œstrogènes et à un déséquilibre zinc-cuivre. Presque toutes les patientes souffrant de migraines sous pilule ont montré des carences en zinc[2]. Deux autres maladies très pénibles des organes génitaux, qui étaient très rares avant l'arrivée de la pilule, sont de plus en plus répandues : le syndrome des ovaires polikystiques et l'endométriose.

1. Nash A. L. *et al.*, « Metabolic effects of oral contraceptives containing 30 micrograms and 50 micrograms of oestrogen », *Medical Journal of Australia*, vol. 2, n° 6, 1979 p. 277-281.

2. C G Grant E. « The Pill, Hormone Replacement Therapy, Vascular and Mood Over-reactivity, and Mineral Imbalance », *Journal of Nutritional & Environmental Medicine*, vol. 8, n° 2,1998, p. 105-116.

Les kystes aux ovaires sont une conséquence classique de l'utilisation de contraceptifs hormonaux faiblement dosés. L'endométriose est en revanche une bien étrange maladie. Au cours des règles, des cellules de la peau qui tapisse l'utérus (l'endomètre) migrent vers le haut plutôt que vers le bas du corps, s'implantent dans les ovaires, les intestins, la vessie ou les poumons et continuent à agir comme à l'intérieur de l'utérus. Au moment des règles, elles saignent, ce qui provoque lésions et nodules et cause d'atroces douleurs. L'origine de cette maladie n'est pas encore officiellement établie mais tout tend à prouver qu'elle est fortement liée à la pilule. Le professeur Charles Chapron, chef du service de Gynécologie-Obstétrique au CHU Cochin à Paris, a clairement montré ce lien en 2011. Par effet pervers, la pilule masque les symptômes de la maladie et la laisse évoluer tranquillement. Des femmes prennent donc la pilule pour « traiter » des règles très douloureuses et s'aperçoivent de l'étendue de leur endométriose quand elles l'arrêtent. 30 % d'entre elles deviendront infertiles et toutes souffrent lors de leurs règles et lors des rapports sexuels, au point parfois de devoir s'abstenir. Les seules solutions actuellement proposées à ces patientes sont de continuer à prendre la pilule ou de procéder à une chirurgie. L'endométriose ne cesse d'augmenter et affecte aujourd'hui 10 % des Françaises et 180 millions de femmes dans le monde.

Si vous souffrez d'anémie ou de fatigue chronique, cela peut également être lié aux carences en B9, B12, magnésium, sélénium et Q10 induites par la contraception orale. La carence en sélénium peut notamment favoriser une hypothyroïdie puisque le sélénium intervient dans le bon fonctionnement de la thyroïde. De même, en affaiblissant de manière chronique le système immunitaire à cause de toutes ces carences et déséquilibres, la pilule accentue la sévérité des crises d'asthme, l'épilepsie (carence en manganèse causée par les œstrogènes synthétiques) et les allergies alimentaires. Le foie des patientes plus fragiles s'encrasse et elles supportent moins bien certains aliments comme le blé, le lait ou les œufs. La pilule multiplie également par cinq les risques de déclencher une maladie de Crohn, inflammation chronique du système digestif très pénible à vivre[1]. Aux États-Unis, depuis l'introduction de la pilule, une véritable épidémie de cette maladie est observée[2].

« Nous sommes en train de sacrifier l'élan sexuel de toute une génération »

Pour la plupart des femmes sous pilule, un des premiers symptômes ressenti est la baisse du désir sexuel, causée par la diminution des sécrétions de testostérone, l'hormone principale du désir chez la femme comme chez l'homme. En abaissant les taux de DHEA (qui se convertit en testostérone) et en augmentant la SHBG (qui désactive la testostérone) les progestatifs contenus

1. Boyko E. J. *et al.*, « Increased risk of inflammatory bowel disease associated with oral contraceptive use », *American Journal of Epidemiology*, vol. 140, n° 3, 1994, p. 268-278.
2. Lesko S. M. *et al.* « Evidence for an increased risk of Crohn's disease in oral contraceptive users », *Gastroenterology*, vol. 89, n° 5, 1985, p. 1046-1049.

dans la pilule diminuent logiquement la libido. De plus, l'action globale des hormones contraceptives peut rendre l'excitation difficile, générer la sécheresse vaginale ou rendre difficile, voire impossible, d'atteindre l'orgasme en modifiant la vascularisation du clitoris[1]. Pour la gynécologue bordelaise Bérangère Arnal, « le nombre de patientes faisant part de leurs troubles sexuels depuis qu'elles prennent la pilule [lui] suffit pour en être convaincue » et « non seulement la pilule a tendance à étouffer le désir, mais pourrait aussi, selon des chercheurs néerlandais, perturber de manière irréversible l'apprentissage de la sexualité des jeunes femmes ». Même réflexion chez la sexologue Catherine Solano, pour qui « nous sommes en train de sacrifier l'élan sexuel de toute une génération ». Elle ajoute que « personne ne réalise l'ampleur de cette difficulté qui se révèle généralement après des années de pilule, quand le manque de désir féminin pose problème dans le couple »[2]. Le fait de supprimer l'ovulation rend également les femmes sous pilule moins attractives aux yeux des hommes. En effet, au moment où elle ovule, le visage de la femme devient légèrement plus symétrique, sa peau plus douce et sa voix plus séduisante[3]. Comme chez les animaux lors des chaleurs, le mâle est attiré et

1. Van der Vange N. *et al.*, « Effects of seven low-dose combined oral contraceptives on sex hormone binding globulin, corticosteroid binding globulin, total and free testosterone », *Contraception*, vol. 41, n° 4, 1990, p. 345-352.

2. Franc-Desages C., « La pilule a-t-elle une influence sur la libido ? », 17 mai 2015, <lexpress.fr>.

3. Alvergne A. *et al.*, « Does the contraceptive pill alter mate choice in humans ? », *Trends in Ecology & Evolution*, vol. 25, n° 3, 2009, p. 171-179.

le ressent. Les strip-teaseuses gagnent d'ailleurs jusqu'à 20 dollars de plus de l'heure quand elles se trouvent dans cette période de leur cycle [1]. Sous pilule, les capacités olfactives de la femme elle-même seraient également modifiées, au point qu'elles choisissent des partenaires à la génétique moins avantageuse qu'en temps normal [2]. Les conclusions de ces dernières études pourraient prêter à sourire si elles ne cachaient des effets souterrains dramatiques.

Si chaque femme qui la prend ne va pas souffrir de tous ces inconvénients, elle sera très certainement touchée par au moins l'un d'entre eux. De telles carences en vitamines et minéraux essentiels ne peuvent rester sans conséquence. Des études des années 1980 ont d'ailleurs montré qu'à peine six mois après le début du traitement, 80 % des femmes ont des carences, notamment en vitamine B6, la vitamine qui régule la production d'une des hormones du bonheur, la sérotonine [3].

Car la pilule n'a pas que des effets sur le corps des femmes, elle en a aussi sur leur esprit, leurs humeurs, leur bonheur. Quand les effets de la pilule se font impalpables : peut-être un des volets les plus angoissants de ce chapitre…

1. Miller G. *et al.* « Ovulatory cycle effects on tip earnings by lap dancers : economic evidence for human estrus ? », *Evolution and Human Behavior*, 28, p. 375-381, 2007.

2. Craig Roberts S. *et al.*, « Partner Choice, Relationship Satisfaction, and Oral Contraception », *Psychological Science*, vol. 25, n° 7, p. 1497-1503, 2014.

3. Webb J. L., « Nutritional effects of oral contraceptive use : a review », *The Journal of Reproductive Medicine*, vol. 25, n° 4, p. 150-156, 1980.

Quand les hormones font broyer du noir

« Je suis toujours en larmes, sur la défensive [et ma] libido est au point mort. Forcément, tout ce cocktail explosif se répercute sur mon couple. [...] Quand je ressens de l'énervement, je n'arrive plus à dire si c'est légitime. Si ça vient vraiment de moi ou si c'est la pilule qui parle[1]. » Des témoignages comme ceux-ci abondent sur Internet. Naturellement, on pourrait se dire qu'ils témoignent de cas particuliers. On pourrait s'abriter derrière l'idée que, même sans être sous pilule, ces femmes sont particulièrement sujettes aux idées noires et seraient de toute façon déprimées. On peut aussi décider une fois pour toutes de regarder le Minotaure dans les yeux.

Depuis les années 1960, les femmes qui prennent la pilule présentent des taux étrangement élevés de suicides, de comportements violents et de dépression. Très rapidement, des médecins découvrent que la pilule crée des carences en zinc et en vitamine B6, ce qui diminue la sérotonine dont le rôle est crucial dans le fonctionnement cérébral. Dès les premiers essais sur la pilule, les femmes se plaignent de troubles de l'humeur, mais leurs symptômes ne sont pas entendus et sont classés dans la catégorie « névroses ». En 1976, une étude anglaise montre que les utilisatrices de pilule sont quatre fois plus nombreuses à être admises à l'hôpital

1. « La contraception hormonale m'a causé des dépressions », Témoignage, 26 octobre 2016, <madmoizelle.com>.

pour tentative de suicide que celles qui mettent un diaphragme[1]. Dans les années 1980, la fameuse étude anglaise de référence mondiale découvre que les femmes sous pilule meurent deux fois plus de morts accidentelles que les autres et que 72 % des femmes qui font une tentative de suicide sont sous pilule[2]. Une étude de 1981 constate que la contraception orale augmente de 16 à 56 % le risque de souffrir de dépression[3]. En 1996, « les décès dus aux suicides, aux accidents ou à la violence [étaient] les causes les plus fréquentes de décès chez les utilisatrices de la contraception orale[4] ». Et ainsi de suite jusqu'aux années 2000, où le constat reste le même : les femmes ont deux fois plus de risques de déprimer lorsqu'elles prennent un contraceptif oral[5], un risque qui grimpe à 80 % chez les 15-19 ans et qui est

1. Vessey M. *et al.*, « A long-term follow-up study of women using different methods of contraception, an interim report », *Journal of Biosocial Science*, vol. 8, n° 4, 1976, p. 373-427.

2. « Further analysis of mortality in oral contraceptive users. Royal College Of General Practitioners' Oral Contraception Study », The Lancet, vol. 317, n° 8219, 1981, p. 541-546. McClure G. M., « Recent trends in suicide amongst the young », *The British Journal of Psychiatry*, vol. 144, n° 2, 1984, p. 134-138.

3. Slap G. B., « Oral contraceptives and Depression : Impact, Prevalence and Cause », *Journal of Adolescent Health Care*, vol. 2, n° 1, 1981, p. 53-64, p. 53-64.

4. Beral V. *et al.*, « Mortality in relation to method of follow-up in the Royal College of General Practitioners' Oral Contraception Study », dans Hannaford P. C., Webb A. M. C. (dir.), Evidence guided Prescribing of the Pill, New York, Parthenon Publishing, 1996.

5. Kulkarni J., *et al.*, « Depression Associated with Combined Oral Contraceptives A Pilot Study », *Australian Family Physician*, vol. 34, n° 11, 2005, p. 990.

plus élevé avec les pilules progestatives, le patch, les DIU hormonaux et les anneaux [1].

Les preuves à charge ne cessent de s'accumuler [2]. Nous savons qu'un déficit en sérotonine rend plus sensible et agressif. Nous cédons alors plus volontiers à nos pulsions et commettons plus facilement des crimes ou actes violents. Or, nous savons aussi que la pilule diminue les taux de sérotonine. Tout cela fait l'objet d'un tel désintérêt, d'un tel « déni collectif », que cela en devient aussi risible qu'inquiétant. Encore en 2010, comme depuis quarante-deux ans, la grande étude anglaise de référence trouve des taux anormalement élevés de mort par suicide ou violence chez les femmes sous pilule. Les chercheurs concluent : « Nous sommes incapables d'expliquer le risque accru de décès violents et accidentels dans notre étude chez les femmes qui prennent la pilule. La persistance de cet effet est remarquable. » Nous pourrions croire les femmes sous pilule plus enclines à des vies « agitées » mais quand l'état dépressif apparaît juste après la prise de pilule et disparaît à son arrêt, ce n'est pas un hasard inexplicable. Comme si le solide ensemble de publications sur les liens entre pilule et dépression n'existait pas. Comme

1. Skovlund C. W. *et al.*, Association of Hormonal Contraception With Depression. *Journal of American Medical Association Psychiatry*, vol. 73, nº 11, 2016, p. 1154-1162.

2. Grant E., « Screen for treatable biochemical abnormalities causing depression », réponse à McLintock K. *et al.*, « A policy of universal screening for depression : caution needed », *British Medical Journal*, avril 2016, <bmj.com>.

si tout cela n'avait aucun poids. La science atteint là encore une fois une de ses limites et les femmes en pâtissent. Parfois même des années après avoir arrêté leur pilule...

Quand les effets secondaires vont au-delà de la durée de prise ou de la femme elle-même

Comme l'a découvert le docteur Beaumont en 1979, une femme sur trois qui prend la pilule développe des anticorps aux œstrogènes synthétiques et ces anticorps persistent pendant des années après l'arrêt de la pilule, comme une « cicatrice immunologique [1] ». En effet, sur de nombreux points comme les risques de cancers, l'effet résiduel de la pilule ne s'estompe totalement qu'après vingt longues années [2]. Dans les années 1970, le Dr Théron Randolf, fondateur de l'écologie clinique, constate que des patients présentent des allergies alimentaires durables après avoir été traités avec des hormones stéroïdiennes, dont celles de la pilule. Il écrit en 1976 *Ça n'est pas que dans votre tête* pour expliquer au grand public que certains symptômes que les médecins n'arrivent pas à expliquer ne sont pas à mettre sur le compte du psychosomatique. Qu'ils peuvent se résoudre par un

1. Beaumont J. L. *et al.*, « Antiethinyloestradiol Antibody Activities in Oral Contraceptive Users », *Clinical and Experimental Immunology*, vol. 38, nº 3, 1979, p. 445-452.

2. Schoepf, I., « Contraception orale et risque de cancer du sein, revue systématique d'études épidémiologiques observationnelles. », thèse de doctorat en médecine générale, université Pierre-et-Marie-Curie (Paris 6), 7 mai 2010.

régime alimentaire qui élimine certains aliments. Bref, les effets secondaires de la pilule persistent même après son arrêt. Ce qui pose évidemment des questions quand un désir de grossesse survient.

Car l'infertilité chez les femmes de moins de vingt-cinq ans ne cesse d'augmenter. Nous l'avons vu, à cause de l'endométriose, des ovaires polykystiques ou de l'hypertension liés à la pilule, la fertilité de la femme diminue déjà. Mais, en plus, les femmes sous pilule ont une réserve ovarienne (nombre d'ovules disponibles) réduite de 20 % et des ovaires qui ont bien souvent perdu la moitié de leur volume, ce qui peut entraîner des problèmes de fertilité[1]. Les effets secondaires à long terme de la pilule augmentent également les risques de fausse couche de 15 %[2] et pourraient jouer un rôle dans le

1. K. Birch Petersen *et al.*, « Ovarian reserve assessment in users of oral contraception seeking fertility advice on their reproductive lifespan », *Human Reproduction*, vol. 30, nº 10, 2015, p. 2364-2375. Bentzen J. G. *et al.*, « Ovarian reserve parameters : a comparison between users and non-users of hormonal contraception », *Reproductive Bio Medicine Online*, vol. 25, nº 6, 2012, p. 612-619. Johnson L. N C. *et al.*, « Antimüllerian hormone and antral follicle count are lower in female cancer survivors and healthy women taking hormonal contraception », *Fertility and Sterility*, vol. 102, nº 3, 2010, p. 774-781. Van Gelder M. M. H. J. *et al.*, « Teratogenic mechanisms of medical drugs », *Human Reproduction*, vol. 16, nº 4, 2010 (mise à jour), p. 378-394.

Dólleman M. *et al.*, « Reproductive and Lifestyle Determinants of Anti-Müllerian Hormone in a Large Population-based Study », *The Journal of Clinical Endocrinology & Metabolism*, 98 (5), p. 2106-2115.

2. Royal College of General Practitioners, *Oral contraceptives and health*, Pitman Medical, 1974. García-Enguídanos A. *et al.*, Long-term use of oral contraceptives increases the risk of miscarriage », *Fertility and Sterility*, vol. 83, nº 6, 1974, p. 1864-1866.

cas de certains accouchements prématurés ou d'enfants mort-nés. Ces effets peuvent-ils atteindre le fœtus lui-même ? Tout ce que nous savons pour l'heure c'est que certaines études tendent à montrer que les aberrations chromosomiques augmentent de manière significative quand le bébé est conçu quelques mois après l'arrêt de la pilule [1]. Et après quelques mois, tout risque est-il écarté ? Il est très difficile de savoir précisément combien de temps les hormones synthétiques restent dans le corps de la femme mais on sait qu'une femme qui subit une injection d'hormones contraceptives met 350 jours à éliminer 99 % du produit. Malheureusement, comme elles se stockent dans les graisses, les hormones de la pilule peuvent ne pas disparaître totalement, même longtemps après l'arrêt. Lorsque la femme a besoin de libérer de l'énergie lorsqu'elle est enceinte ou qu'elle allaite, ces graisses se libèrent et des hormones synthétiques circulent à nouveau dans le corps, ce qui peut affecter le fœtus. De même, les carences en zinc induites par la pilule seraient une des pistes sérieuses pour expliquer l'augmentation des cas d'autisme [2]. La mère manquant elle-même de minéraux essentiels, l'enfant naît carencé et présente des difficultés d'apprentissage. Au vu de ce faisceau de preuves étoffé, il semble préférable de

1. Newman NM. *et al.*, « Multiple pregnancy and fetal abnormalities in association with oral contraceptive usage », *The Australian & New Zealand Journal of Obstetrics & Gynaecology*, vol. 22, nº 4, 1982, p. 252.

2. Grant E., « Limits of epidemiological studies in autism without biochemical tests », réponse à Hawkes N., « People with autism die 16 charity », *British medical Journal*, mars 2016, <bmj.com>.

patienter au moins quelques mois avant une grossesse lorsqu'on arrête la pilule.

L'ensemble des effets secondaires que nous venons d'énumérer s'appliquent également si vous optez pour une contraception hormonale combinée (anneau, patch, et certains implants avec œstrogènes qui contiennent les mêmes hormones que la pilule). Les méthodes de contraception uniquement progestatives, si elles diminuent drastiquement les risques d'accidents thromboemboliques, présentent par contre des risques de cancer du sein qui apparaissent similaires voire supérieurs. En ce qui concerne l'ensemble de ces contraceptifs hormonaux modernes autres que la pilule (patch, anneau vaginal, implant cutané, injection) l'Institut national du cancer explique qu'ils sont « d'apparition trop récente pour qu'on puisse évaluer leur risque avec assez de recul[1] ». Une attitude plutôt inquiétante qui signifie donc qu'ils sont prescrits dans l'ignorance la plus totale de leur potentiel cancérigène. Si cela vous intéresse, leurs effets secondaires sont détaillés en annexe de ce livre où figure une fiche sur chaque méthode.

Des effets bénins qui sont la partie visible de l'iceberg

Quoi qu'il en soit, une femme devrait toujours prêter attention à ces effets secondaires bénins, car ils sont le signe de changements intérieurs plus profonds, la partie

1. Institut national du cancer, « Pilules contraceptives et risque de cancers », 23 février 2016, <e-cancer.fr>.

visible de l'iceberg. Des ongles tachés de blanc peuvent signaler une carence en zinc. S'ils sont cassants, c'est plutôt un manque de calcium et des stries verticales peuvent signaler un problème de thyroïde. Des crampes à répétition peuvent par exemple être le signe d'une phlébite imminente. Des migraines signifient que la femme subit d'importantes modifications de ses vaisseaux sanguins, donc qu'elle a plus de chance d'être victime d'une embolie ou d'un AVC (en ce cas, les hormones sont très fortement déconseillées). Ces connaissances, trop méconnues, sont précieuses. Leurs implications sont immenses. Dans un avenir proche, peut-être se rendra-t-on compte que le célèbre « pas ce soir chéri j'ai la migraine », les épidémies d'autisme, d'ostéoporose ou d'intolérances alimentaires étaient en partie les conséquences de la prescription d'hormones synthétiques…

À propos d'avenir proche, un scandale sanitaire d'envergure se prépare. En effet, les hormones contenues dans la pilule sont des perturbateurs endocriniens de première catégorie qui affectent la faune… mais aussi les êtres humains, par l'eau du robinet. Quand la pilule rend malade les animaux et nos propres enfants, ce n'est pas une folle prophétie mais la réalité qui se joue depuis quarante ans sans qu'aucune mesure soit prise.

La pilule, ce perturbateur endocrinien que personne ne veut reconnaître comme tel

> « Le bisphénol A est la deux-chevaux des perturbateurs endocriniens et les hormones de la pilule sont des Ferrari. Leur potentiel d'action est bien plus puissant que celui du bisphénol. Or personne n'envisage même de les interdire malgré leur potentiel cancérigène avéré. »
>
> Annette Lexa, docteur en toxicologie, toxicologue réglementaire EUROTOX, spécialiste de l'évaluation des risques en santé-environnement.

Les hormones de la pilule, rejetées dans la nature par l'intermédiaire de nos eaux usées, ont d'ores et déjà des effets délétères sur l'environnement. Elles s'infiltrent absolument partout et féminisent les espèces sauvages, menaçant leur survie. Elles touchent les êtres humains avec l'eau potable puisée dans des eaux contaminées. Depuis la prescription massive de la pilule, les pédiatres observent chez les petits garçons des taux croissants de malformations sexuelles similaires à celles observées sur la faune. Tout cela brosse un tableau très inquiétant. Des scientifiques nous alertent sur ce sujet depuis près de quarante ans. Mais le lobbying puissant de l'industrie pharmaceutique auprès des médias, de la sphère scientifique et de nos gouvernements freine la reconnaissance de la pilule comme perturbateur endocrinien. L'argent et les jeux d'influence peuvent-ils acheter la santé des peuples et des écosystèmes? Certainement le tabou le plus tragique du « dossier pilule ».

La pilule qui transforme les mâles en femelles: mythe fantasque ou effrayante réalité?

Oui, les hormones contenues dans la pilule sont bien ce qu'on appelle des « perturbateurs endocriniens ». Mais pourquoi personne n'ose le dire? Comme l'explique la toxicologue spécialiste de l'évaluation des risques en santé-environnement Annette Lexa: « La même molécule est considérée comme un médicament pris intentionnellement par une femme pour éviter la grossesse ou comme un perturbateur endocrinien lorsqu'il est rejeté dans l'environnement. » C'est donc une « séparation juridique artificielle qui nous empêche de considérer la pilule (mais aussi les anticancéreux) comme des perturbateurs endocriniens. ». Un constat que partage le docteur Joël Spiroux de Vendômois, expert en santé environnementale et président du Comité de recherche et d'informations indépendantes sur le génie génétique (CRIIGEN) : « D'un point de vue scientifique, la pilule a été inventée pour être un perturbateur endocrinien à part entière ».

Et en effet, l'OMS considère officiellement comme perturbateur endocrinien toute « substance ou mélange exogène possédant des propriétés susceptibles d'induire une perturbation endocrinienne dans un organisme intact, chez ses descendants ou au sein de (sous)-populations ». L'ANSES (Agence nationale de sécurité sanitaire de l'alimentation, de l'environnement et du travail) nous le résume en langage moins savant, les perturbateurs endocriniens sont « des substances chimiques d'origine naturelle ou artificielle qui peuvent interférer avec le fonctionnement des glandes endocrines [...] responsables de la sécrétion des hormones. [Notamment en mimant] l'action d'une hormone naturelle [1] ». La description même de la façon dont fonctionne la pilule.

Par comparaison, le bisphénol A (perturbateur endocrinien que nous avons récemment interdit dans les biberons et boîtes de conserve) est mille fois moins puissant qu'une des molécules principales de la pilule : l'ethinylestradiol *alias* EE2 (un œstrogène synthétique). Ainsi, Annette Lexa considère « qu'une femme qui fume, mange de la nourriture industrielle, boit régulièrement de l'alcool, prend la pilule et ensuite traque le cosmétique "sans paraben" est désinformée et ne sait pas prioriser lesrisques », car l'EE2 est cinquante fois plus puissant que son homologue naturel, l'œstradiol [2]. C'est l'œstrogène synthétique le plus puissant derrière le distilbène [3], qui a fait les dégâts qu'on sait. Les autres composants de la pilule, les

1. ANSES, « Perturbateurs endocriniens », 12 juin 2017, <anses.fr>.

2. INERIS, « Détermination d'indicateurs environnementaux pertinents : une stratégie pour l'Europe (DIESE). Rapport scientifique final », juillet 2013, <ineris.fr>.

3. Blair R. M. *et al.*, « The estrogen receptor relative binding affinities of 188 natural and xenochemicals : structural diversity of ligands », *Toxicological Sciences*, vol. 54, nº 1, 2000, p. 138-153.

progestatifs, sont aussi des perturbateurs endocriniens[1]. Et ils décuplent l'action de l'EE2 quand ils y sont associés[2]. Leurs effets sur la faune sont ravageurs, même à très faibles doses.

Dès 1978, Tony Dearsley, un biologiste travaillant pour la compagnie des eaux Thames Water au Royaume-Uni observe un phénomène inquiétant chez les gardons. En conduisant un test de routine sur la rivière Lea, qui se jette dans la Tamise, il constate que 20 % des gardons mâles de son échantillon ont des œufs qui se développent dans leurs testicules. En 1995 et au début des années 2000, dans certaines rivières anglaises, 100 % des gardons mâles avaient développé des caractéristiques féminines[3] et une intersexuation (état d'un animal – ou d'un être humain – dont les organes génitaux sont difficiles ou impossibles à définir comme mâles ou comme femelles selon les standards habituels.) Le phénomène est rapporté chez d'autres espèces marines dans plus de dix pays[4]. En France, en 2011, un rapport de la Commission internationale pour la protection du Rhin indique que les poissons mâles se féminisent près des points de rejets des stations d'épuration et rappelle que ces stations n'éliminent que 60 %

1. Villeret M., « Évaluation des effets de la contamination androgénique des milieux aquatiques chez le poisson », thèse [de ??] soutenue à l'université du Havre, 2012.

2. Silva *et al.*, 2002. Thorpe *et al.*, 2003. Brian *et al.*, 2005 et 2007.

3. Jobling *et al.*, 1998.

4. Tyler et Jobling, 2008. Hinck *et al.*, 2009.

de l'EE2 avant de le rejeter dans les cours d'eau [1]. En 2013, l'Institut national de l'environnement industriel et des risques révèle que le développement sexuel des gardons de la Seine est « compromis ». Leurs organes génitaux diminuent en poids et en taille, ils présentent des retards de développement et la qualité et la quantité de leurs ovocytes sont diminuées. Les plus touchés sont surtout les petits en développement. Une autre étude observe que certains poissons mâles ne développent plus leurs caractères sexuels secondaires après une exposition de 100 jours à quatre nanogrammes d'EE2 par litre d'eau et deviennent hermaphrodites à dix nanogrammes [2].

Le phénomène affecte aussi les mammifères. En 2015, des souris exposées à de faibles doses d'EE2 durant leur vie fœtale ont présenté de nombreux symptômes : immunoréactivité nettement diminuée, comportement maternel perturbé, difficultés à choisir un partenaire sexuel (incapacité à reconnaître les mâles stériles des mâles fertiles), augmentation des comportements anxieux et entrée du vagin plus grande que la normale [3]. Les malformations dont sont victimes les espèces aquatiques semblent s'étendre au-delà des rivières et touchent désormais de nombreuses autres

1. Commission internationale pour la protection du Rhin, « Rapport d'évaluation Œstrogènes », rapport n° 186, 2011, <iksr.org>.

2. Fent *et al.*, 2006.

3. Derouiche L. *et al.*, « Developmental Exposure to Ethinylestradiol Affects Reproductive Physiology, the GnRH Neuroendocrine Network and Behaviors in Female Mouse », *Frontiers in Neuroscience*, vol. 9, n° 463, 2015, p. 463.

espèces[1]. Des amphibiens comme la grenouille, ainsi que certains reptiles, deviennent hermaphrodites. Des petits alligators, tortues, loutres et visons voient la taille de leur pénis et de leurs testicules diminuer. Leurs éclosions sont plus rares et les petits survivent moins bien. L'appareil reproducteur de certains oiseaux est déformé, leurs embryons meurent plus facilement dans l'œuf et les parents s'occupent moins bien de leur progéniture. Les phoques, lions de mer et cétacés arrivent de moins en moins à procréer et avortements et fausses couches prématurées se multiplient. Même les ours polaires mâles se féminisent, subissent des malformations génitales et l'espérance de vie de leurs petits se réduit. Le lien n'est pas clairement établi entre les hormones synthétiques et toutes ces malformations mais de nombreux scientifiques soupçonnent l'EE2 de faire partie des coupables.

Dès 0,1 à 0,3 nanogrammes par litre d'eau, l'EE2 perturbe la faune[2]. Or nous en retrouvons dans les rivières françaises à des taux 1 à 71 fois supérieurs[3], jusqu'à 500

1. Owen R., Jobling S., « Ethyinlestradiol in the aquatic environment. », dans European Environment Agency (EEA), « Late lessons from early warnings : science, precaution, innovation », 2013, p. 279-307.

2. Caldwell *et al.*, 2008, Mills et Cichester,2005, cités dans Besse J.-P., « Impact environnemental des médicaments à usage humain sur le milieu récepteur : évaluation de l'exposition et des effets biologiques pour les écosystèmes d'eau douce », thèse de doctorat université de Metz, 2 mars 2010.

3. Besse J.-P., Garric J., « Médicaments à usage humain : risque d'exposition et effets sur les milieux récepteurs », CEMAGREF, Documentation, 2013, <eaufrance.fr>. Hachfi L., « Effets de stress physico-chimiques sur l'expression de gènes impliqués dans l'homéostasie et la fonction de l'axe hypothalamo-hypophyso-gonado-hépatique chez le loup (*Dicentrarchus labrax L.*) », thèse de doctorat en sciences de la vie, université de Toulon, 2013.

fois dans les rivières anglaises. Dès 2002, une expérimentation menée dans le lac Ontario au Canada montre qu'exposer des poissons à 3,8 à 5,8 nanogrammes d'EE2 par litre d'eau a abouti à une « quasi extinction » de certaines espèces[1]. En trois années, l'EE2 a transformé tous les mâles en femelles. Il s'est stocké dans les graisses des femelles qui abritent les futurs mâles et l'espèce a été décimée. Quant aux secondes hormones utilisées dans les pilules, les hormones progestatives, elles perturbent tout autant la faune, cette fois-ci en la masculinisant[2]. Mais comme elles font l'objet de moins d'études que l'EE2, la communauté scientifique reste avant tout focalisée sur ce dernier, qui reste son meilleur argument pour faire avancer les choses.

1. Palace *et al.*, 2002.

2. Frankel, T. E. *et al.*, « Exposure to the contraceptive progestin, gestodene, alters reproductive behavior, arrests egg deposition, and masculinizes development in the fathead minnow (*Pimephales promelas*) », *Environmental Science and Technology*, vol. 50, nº 11, 2016, p. 5991-5999.

Runnalls T. J. *et al.*, « Several synthetic progestins with different potencies adversely affect reproduction of fish », *Environmental Science and Technology*, vol. 47, nº 4, 2013, p. 2077-2084.

Kumar V. *et al.*, « The challenge presented by progestins in ecotoxicological research : a critical review », *Environmental Science and Technology*, vol. 49, nº 5, 2015, p. 2625-2638.

Maasz G. *et al.*, « Complex molecular changes induced by chronic progestogens exposure in roach, Rutilus rutilus », *Ecotoxicology and Environmental Safety*, vol. 139, nº 9, 2017, p. 17.

Cardoso P. G. *et al.*, « Warming modulates the effects of the endocrine disruptor progestin levonorgestrel on the zebrafish fitness, ovary maturation kinetics and reproduction success », *Environmental Pollution*, vol. 229, 2017, p. 300-311.

L'effet quotidien de l'EE2 est supérieur à celui de nombreux produits chimiques que nous avons interdits par le passé. Son action est signalée depuis 1979 et c'est la molécule dont les effets sur la faune sont les mieux connus. Pourtant, aujourd'hui encore, les autorités font la sourde oreille. Au point qu'en 2013, dans un rapport réalisé pour l'Agence européenne de l'environnement, les plus grands spécialistes mondiaux ont posé publiquement la question : pourquoi la reconnaissance des effets de l'EE2 met-elle autant de temps ? Peut-être faudra-t-il que les humains prennent conscience qu'ils sont également menacés pour que des mesures soient prises ?

Des hormones dans l'eau du robinet : l'espèce humaine est-elle aussi menacée ?

Les malformations alarmantes qui touchent les animaux ressemblent étrangement à celles que nous observons ces dernières décennies chez les petits garçons. Pour les deux scientifiques anglais Jobling et Owen, « les syndromes de féminisation trouvés dans la faune se rapprochent, par effet miroir, de ceux observés sur l'infertilité masculine, les anomalies génitales et le cancer du testicule observé chez le mâle humain[71] ». Mais les petits humains sont-ils exposés à l'EE2 lorsqu'ils sont dans le ventre de leur mère qui a pris la pilule ou en buvant de l'eau potable contaminée à l'EE2 ? Certainement les deux, même si cela reste encore à déterminer. En tout cas, les scientifiques ont fait leur travail. En 1981, à Londres, les eaux usées étaient filtrées et réutilisés pour la consommation. La compagnie Thames Water avait alors annoncé que « la consommation de cette même eau chez des humains pourrait impliquer certains risques de troubles endocriniens[1]. » Dans le cas français, l'EE2 se retrouve dans l'eau que nous buvons parce que 70 % des départements français (DOM-TOM inclus) consomment une eau potable qui provient pour 50 à 100 % d'eaux souterraines[2]. Or, comme l'eau des rivières polluées s'évapore puis s'infiltre sous forme de pluie dans ces eaux souterraines, l'eau « pure » que nous captons en profondeur est en réalité contaminée par l'EE2. Les autres sources d'eau potables (eau de barrage, etc.) sont également contaminées.

L'EE2 agit sur les espèces aquatiques dès 0,1 nanogrammes par litre d'eau. Des taux à 22,5 nanogrammes par litre ont été relevés dans l'eau du robinet des Allemands en 1977[3]. Actuellement, en Europe, les taux sont généralement inférieurs à 0,5 nanogramme par litre[4]. Les eaux souterraines montrent globalement des taux de 0,9 nanogramme par litre aux doses maximales. Un récent rapport du Sénat révèle que si vous buvez chaque jour, pendant soixante-dix ans, deux litres d'eau du robinet, vous vous exposez à une dose d'EE2 2,5 fois supérieure à la dose thérapeutique[5].

1. Sweeting, 1981.
2. ONEMA, « Proportion des eaux souterraines dans les eaux brutes en 2013 », 2016, services.eaufrance.fr.
3. Rurainski *et al.*, 1977.
4. Ternes, 2001.
Kuch, Ballschmiter, 2001.
5. Joyeux, 2006, cité dans Barbier G., « Perturbateurs endocriniens, le temps de la précaution », rapport rédigé au nom de l'Office parlementaire d'évaluation des choix scientifiques et technologiques, 12 juillet 2011.

Malheureusement, avec les perturbateurs endocriniens la dose ne fait pas le poison. C'est totalement contre-intuitif comme idée, mais de nombreux perturbateurs endocriniens sont beaucoup plus actifs à très faible et très forte dose qu'à moyenne dose [1]. Ainsi, nous définissons des doses seuils alors qu'en réalité nous ne pouvons plus raisonner en ces termes dans le cas des hormones de la pilule. Plus insidieux encore, l'EE2 (comme tout perturbateur endocrinien) peut s'allier avec 150 000 autres substances chimiques de synthèse pour former des supramolécules dont l'action est 50 à 100 fois plus puissante [2]. C'est ce qu'on appelle l'« effet cocktail ». Et ces substances de synthèses qui contribuent à former ces supramolécules aux effets délétères sont partout : pesticides dans les aliments, vêtements, cosmétiques, plastiques, lessives… Par conséquent, comme l'explique William Bourguet, chercheur au centre de biochimie structurale de l'université de Montpellier, « pour un adulte, le fait de manger une pomme avec un petit peu de pesticides dessus ne sera pas très grave pour la santé, sauf si les pesticides sont associés à une autre molécule, ce qui est possible si la personne en question est une

1. Vandenberg L. N. *et al.*, « Hormones and Endocrine-Disrupting Chemicals : Low-Dose Effects and Nonmonotonic Dose Responses », *Endocrine Reviews*, 33.3, p. 378-455, 2012.

2. *Novethic*, « Perturbateurs endocriniens : les dangers de l'"effet cocktail" », entretien avec W. Bourguet, 12 février 2016.

femme qui prend la pilule contraceptive[1] ». Précisons également que nous retrouvons des traces d'EE2 dans les eaux de baignade (y compris celles de lacs isolés qui se trouvent loin des stations d'épuration)[2]. La pollution de l'environnement par les hormones de la pilule est donc globale. Comme le résume assez bien l'IFREMER dans un rapport de 2009 ; « bah on n'est pas dans la merde[3] » (*sic*). Amusante coquille qui a échappé à l'attention des relecteurs mais qui résume plutôt bien la situation.

Le docteur Spiroux de Vendômois entrevoit dans cette pollution hormonale un problème encore plus préoccupant concernant la santé de nos enfants. Il me l'explique, « toutes les molécules lipophiles peuvent être reléguées dans le sang lors de la perte de poids ou dans le lait pendant la lactation ». Lors de la grossesse ou de l'allaitement, les femmes puisent dans leurs réserves et peuvent donc exposer leur bébé à des résidus d'hormones synthétiques. Or c'est précisément au tout début de la vie que se développent les effets irréversibles les plus graves. Des chercheurs viennent d'ailleurs de découvrir que l'exposition à des œstrogènes de synthèse en début de vie pourrait créer une fragilité irréversible susceptible

1. *Atlantico*, « Perturbateurs endocriniens : pourquoi manger une pomme quand vous prenez la pilule contraceptive peut vous mettre en danger de mort », entretien avec W. Bourguet, 24 février 2016.

2. Barber J. H. *et al.* « Anthropogenic tracers, endocrine disrupting chemicals, and endocrine disruption in Minnesota lakes », *Science of the Total Environment*, vol. 409, n° 1, 2010, p. 100-111.

3. IFREMER, « Contamination des milieux aquatiques par les substances pharmaceutiques et cosmétiques. État des lieux et perspectives », 2009, <archimer.ifremer.fr>.

de déclencher un cancer des décennies plus tard[1]. Une sorte de cancer programmé avant notre naissance…

Malgré le tableau, pour le moins préoccupant, qui se dessine sous nos yeux, les autorités ne bougent pas d'un iota. En 2009, la loi française décide de considérer l'EE2 comme une substance «non dangereuse» en matière de pollution des eaux souterraines[2]. L'ANSES qualifie les risques concernant l'eau potable de «négligeables», insistant sur le fait que «peu de données robustes sont disponibles»[3]. En 2015, la Commission européenne a même été condamnée par le Tribunal de l'Union européenne pour «avoir manqué à ses obligations» sur le dossier des perturbateurs endocriniens en dépit d'une

1. «L'exposition aux hormones à des niveaux inadéquats et au mauvais moment est capable de causer le cancer [particulièrement] avant et pendant la période périnatale ainsi que pendant la puberté, lorsque les organes sont en développement. […] Toute modification durant ces périodes est irréversible, contrairement à l'adulte où les hormones ont principalement un effet activateur et réversible. Pendant les périodes de développement, les hormones peuvent programmer un risque accru de cancer pour la vie entière de l'organisme.» («Repenser les origines du cancer du sein», *Health and Environment*, n° 28, 2011, version française réalisée par le réseau Environnement Santé; Diamanti-Kandarakis E. *et al.*, «Endocrine-Disrupting Chemicals. An Endocrine Society Scientific Statement», *Endocrine Reviews*, vol. 30, n° 4, 2009, p. 293-342.)

Soto A. et Sonnenschein C., *The Society of Cells. Cancer and control of cell proliferation*, Springer-Verlag, 1999; «Environmental causes of cancer: Endocrine disruptors as carcinogens», *Nature Reviews Endocrinology*, vol. 6, n° 7, 2010, p. 363-370.

2. Arrêté du 17 juillet 2009 relatif aux mesures de prévention ou de limitation des introductions de polluants dans les eaux souterraines, *Journal officiel*, 21 août 2009.

3. ANSES, «Résidus de médicaments dans l'eau: l'Anses publie aujourd'hui une méthode générale d'évaluation des risques sanitaires», 13 mai 2013, <anses.fr>.

« obligation claire, précise et inconditionnelle ». Pour résumer, les hormones de la pilule sont des perturbateurs endocriniens dont nous observons depuis quarante ans les effets préoccupants sur la faune. Des scientifiques soupçonnent que l'espèce humaine est déjà touchée par des effets cocktails d'ampleur inconnue et… rien. Ah, si. Il se pourrait que nous ayons à payer la dépollution des eaux avec nos impôts, comme l'a proposé le gouvernement anglais en 2004. Plutôt que de demander aux laboratoires de développer des substituts, c'est la solution qui a été retenue.

Quoi qu'il en soit, pour que les Français s'emparent du sujet, encore faudrait-il qu'ils soient informés de la situation. Or, le rapport de l'Agence européenne pour l'environnement le rappelle, la société civile est « la grande oubliée » du débat qui se tient actuellement sur l'EE2. « Les décisions prises […] ainsi que les dilemmes et problèmes que cela pose, ont été, et continuent d'être, abordés d'une manière si incompréhensible et via des processus si impénétrables qu'ils mobilisent peu la société civile. […] Pourtant, ce n'est pas d'un simple enjeu académique qu'il s'agit [et] les preuves actuelles suggèrent qu'il est tout à fait raisonnable d'invoquer le principe de précaution et d'introduire une limitation de l'exposition aquatique à l'EE2. Ce n'est pas un sujet de second plan, notamment en ce qu'il questionne le principe de précaution lui-même. » Principe qui exigerait une action immédiate puisque « lorsqu'il existe des menaces de dommages sérieux ou irréversibles, l'absence de certitudes scientifiques absolues ne doit pas servir de prétexte pour remettre l'adoption de mesures qui préviennent la dégradation de l'environnement tout en conservant un rapport coût/bénéfice rentable» (définition du principe de précaution énoncée lors de la déclaration de Rio par l'ONU en 1992).

À grand renfort de publications scientifiques financées par ses alliés, l'industrie continue pourtant d'agir à sa guise. Elle fait tout pour étouffer le débat sur l'effet des hormones synthétiques: elle publie des études qualifiant les risques de «négligeables[1]» et va jusqu'à saboter des projets de dépollution qui ne manqueraient pas d'attirer l'attention sur la dangerosité des substances qu'elle commercialise[2]. Pour faire avancer la situation, l'Agence européenne pour l'environnement recommande à la science d'adopter une approche «plus holistique» et pluridisciplinaire et d'arrêter de considérer qu'«aucune preuve de danger» équivaut systématiquement à «il n'y a pas de danger». Les décideurs politiques sont invités à «réagir aux signaux avant-coureurs plus rapidement», à faire payer «ceux étant à l'origine [des] dommages causés» et à impliquer les citoyens dans «de nouvelles formes de gouvernance». Car «si l'on ne consulte pas le public, il sera beaucoup plus facile de parvenir à une

1. Wise A. *et al.*, «Are oral contraceptives a significant contributor to the estrogenicity of drinking water?», *Environmental Science & Technology*, vol. 45, n° 1, 2011, p. 51-60.

2. Gilbert N., «Drug-pollution law all washed up», *Nature*, vol. 491, n° 7425, 2012, p. 503-504.

conclusion basée en grande partie sur les seuls coûts. Ce qui revient à piper les dés avant de les jeter. »

Enfin, les scientifiques s'interrogent : « L'EE2 [étant] le stéroïde œstrogène le plus puissant mais aussi, apparemment, le plus difficile à éliminer par des traitements conventionnels des eaux usées, pourrait-on y voir un argument pour demander à ce qu'il soit substitué en tant qu'ingrédient actif de la pilule » ? [Si cette demande s'exprimait fortement, s'il y avait des pressions de la part de l'opinion publique], l'industrie pharmaceutique pourrait continuer à fournir aux femmes un accès au contrôle des naissances [...] tout en modifiant substantiellement la conception des produits pharmaceutiques pour protéger l'environnement des dommages inutiles. Cela représenterait une approche de précaution constructive. »

Pour la toxicologue Annette Lexa, le plus choquant dans toute cette histoire est qu'« on pense à la santé des poissons avant de se préoccuper de celle des femmes ». Dépitée, elle constate : « Finalement, il n'est même pas exagéré de dire que l'on s'est plus inquiété des effets perturbateurs endocriniens des hormones de la pilule chez les poissons et sur le traitement de leurs rejets en stations d'épuration que sur le corps des femmes pour lequel on traîne à donner des réponses claires. » En effet, n'oublions pas que les premières à ingérer ces molécules aux effets parfois effrayants sont les femmes. Des millions de femmes de par le monde, dont le corps abritera ensuite l'avenir de l'humanité.

IV
Arrêter la pilule : une démarche parfois difficile et plutôt solitaire

> « Il y a toutes les choses sur lesquelles la société fait silence et ne sait pas qu'elle le fait, vouant au mal-être solitaire ceux et celles qui ressentent ces choses sans pouvoir les nommer. Silence qui est brisé un jour, brusquement ou petit à petit, et des mots jaillissent sur les choses enfin reconnues. »
>
> Annie Ernaux, *Les Années*.

Anne[1] fulmine : « Ma gynécologue m'a tout simplement dit : "Effets secondaires ou pas, c'est le prix à payer pour avoir des relations avec votre conjoint, c'est ça ou rien !" » Christine renchérit : « Globalement,

1. Ce sondage ayant été réalisé de manière totalement anonyme, des prénoms ont été ajoutés aux témoignages afin d'en rendre la lecture plus agréable et vivante.

les hommes considèrent que la femme doit prendre la pilule. Il ne s'agit donc plus d'un réel choix mais d'une contrainte sociale. » Pour Déborah, la messe est dite : « Pour rien au monde je ne reprendrai la pilule. Je l'ai vécu comme un carcan et avec le recul je suis outrée par l'attitude des personnels de santé qui n'ont pas accepté d'en discuter. Il m'a fallu l'arrêter pour me rendre compte de la foule d'effets secondaires. Je pense qu'il serait effectivement temps de questionner ce mode de contraception et les effets qu'il produit. »

De plus en plus de femmes osent raconter haut et fort l'expérience qu'elles ont de la pilule : une expérience si mauvaise qu'elles préfèrent désormais s'en passer. Un parcours qui se fait rarement dans la simplicité tant la pression sociale et médicale est forte. Ce chapitre est leur porte-parole. Celui des tripes, du vécu. Les témoignages qui y figurent sont ceux que m'ont écrits des milliers de femmes à la suite du sondage sur la pilule réalisé dans le cadre de la préparation de ce livre. 3 616 francophones de 13 à plus de 50 ans et de tous milieux sociaux y ont répondu[1]. Avec toute la liberté que leur permet l'anonymat, elles laissent affleurer leur vérité, sans fard. Leurs mots nous bousculent. Ils les libèrent. Ils ont le

1. Ce sondage a été réalisé en ligne entre le 13 janvier et le 18 avril 2017 mais n'a pas été effectué par un institut de sondage professionnel selon la méthode des quotas. 3 616 femmes francophones âgées de 13 à plus de 50 ans y ont participé. Parmi elles, 43 % ont indiqué avoir pris une pilule œstroprogestative, 15 % une progestative et 34 % les deux (les autres ne connaissaient pas leur type de pilule). Retrouvez les détails complets de ce sondage ainsi que les répartitions d'âges et de CSP des participantes sur <jarretelapilule.fr>.

goût de ces cris trop longtemps retenus qui jaillissent soudainement avec violence, surprenant tout l'auditoire. Par-delà les diversités sociales, culturelles ou générationnelles, ces témoignages démontrent avec force une expérience commune, une même désillusion, une même douleur. Mais aussi un même désir d'acquérir les connaissances qui leur permettront de faire des choix en toute autonomie. Une « troisième vague contraceptive » serait donc en train de voir le jour, celle des femmes qui disent : « J'arrête la pilule. » Une nouvelle ère où elles reprennent la main sur leur sexualité et n'acceptent plus de rogner sur leur bien-être au nom de l'efficacité. Pour mieux comprendre ce phénomène, j'ai demandé précisément aux femmes pourquoi elles arrêtaient la pilule.

POURQUOI DE PLUS EN PLUS DE FEMMES ARRÊTENT-ELLES LA PILULE ?

> « Vous les femmes d'aujourd'hui vous voulez tout ! Une sexualité active et pas d'hormones ! »
>
> Un gynécologue français à sa patiente, témoignage recueilli dans le cadre du sondage réalisé pour ce livre.

Voici les réponses des femmes ayant participé à notre sondage (question à choix multiples) :

- 51 % : à cause d'effets secondaires bénins mais pénibles au quotidien (baisse de libido, migraines, prise de poids, etc.) ;
- 50 % : parce que je pense que c'est mieux pour ma santé ;
- 41 % : parce que je refuse de prendre un médicament/des hormones alors que je suis en bonne santé ;
- 39,5 % : par envie de revenir à mes cycles naturels ;
- 29 % : par méfiance envers l'industrie pharmaceutique ;
- 25 % : par préoccupation écologique (parce que je pense/suis convaincue que la pilule a des effets néfastes sur l'environnement) ;
- 21 % : pour être cohérente avec mon mode de vie globalement écologique (ou vegan/végétarien) ;
- 20,5 % : parce que je l'oubliais trop souvent (donc risque d'inefficacité) ;
- 19 % : pour tomber enceinte ;

- 17 % : à cause des scandales des pilules de 3e et 4e générations ;
- 12 % : après une rupture, parce que je n'en avais plus besoin ou que je n'avais pas/peu de rapports sexuels ;
- 11 % : par féminisme (pour adopter une contraception mieux partagée avec mon compagnon) ;
- 10 % : à cause d'effets secondaires importants ou graves et diagnostiqués médicalement (embolie, thrombose, etc.) [1] ;

Le retour au naturel et une certaine méfiance envers l'industrie pharmaceutique sont cités en bonne place. Signes forts d'une nouvelle génération qui se préoccupe plus de l'environnement et qui accepte de moins en moins les « atteintes médicales » à son corps. Nous le verrons plus loin, malgré les préjugés, cette envie de retour au naturel est tout à fait compatible avec une haute sécurité contraceptive.

1. Parmi les autres raisons mentionnées :
8 % : parce que j'ai changé de contraception après une grossesse.
7 % Par curiosité (je voulais choisir/essayer une autre contraception).
7 % Parce que certaines femmes de mon entourage m'en ont parlé/me l'ont conseillé.
2 % Suite à un avortement.
1 % Sans raison particulière.
1 % Elle était/semblait inefficace sur moi.
0,8 % Parce que je suis homosexuelle ou dans une relation homosexuelle qui fait que je n'en ai plus le besoin.
0,3 % Par conviction religieuse.
Autres raisons citées en réponse libre : prise quotidienne trop contraignante, antécédents de cancers hormono-dépendants dans la famille.

Des effets secondaires pas si « rares » qui impactent l'estime de soi et le moral

Au premier rang des causes d'arrêt de la pilule : ses effets secondaires et ses répercussions sur la santé. Les femmes en ont plus qu'assez de souffrir pour leur contraception. D'ailleurs, 70 % des femmes interrogées déclarent avoir souffert d'effets secondaires indésirables sous pilule. Les effets indésirables dont elles souffrent sont les suivants :

- 70 % : baisse du désir sexuel ;
- 54 % : prise de poids ;
- 52 % : troubles de l'humeur (humeur maussade, dépression durable ou passagère, énervements, etc.) ;
- 36 % : migraines ou maux de tête ;
- 34 % : sécheresse vaginale ;
- 29 % : douleurs ou tensions mammaires ;
- 21 % : acné ;
- 20 % : mycoses à répétition ;
- 18 % : moins bonne circulation sanguine ;
- 14 % : cystites, inconfort digestif ou spotting (pertes sanguines intempestives à n'importe quel moment du cycle) ;
- 13 % : douleurs ovariennes et cheveux moins nombreux ou plus fins ;
- 11,5 % : nausées ;
- 10 % : sécheresse de la peau ;
- 7 % : vertiges ;
- 6 % : nausées ou sécheresse oculaire.

Ces chiffres indiquent que la réalité vécue par les utilisatrices de pilule est bien éloignée des légers pourcentages indiqués dans les notices ou communément admis par le domaine médical. Sur plus de 3 600 femmes, quand 70 % déclarent avoir subi des effets secondaires négatifs, la thèse des « effets secondaires rares » s'évapore. Et ces effets secondaires bénins diminuent fortement la qualité de vie des femmes. En touchant des paramètres essentiels comme la sexualité, la joie de vivre et l'énergie, ils gâchent des moments de vie qui ne pourront jamais être rattrapés. La baisse de libido et les troubles de l'humeur, par exemple, font des dégâts immenses. Ils vont jusqu'à diminuer leur estime d'elles-mêmes et leur santé mentale.

Quand elle arrête la pilule l'année dernière, Anna, vingt-neuf ans, tombe des nues. « Je prenais la pilule depuis mes dix-sept ans. Je ne ressentais aucun plaisir car la pénétration faisait trop mal à cause d'une sécheresse vaginale. J'ai cru que c'était moi le problème et là je me rends compte que c'était la pilule ! À vingt-neuf ans je découvre enfin les joies de la sexualité avec mon partenaire ! Je ne reviendrai jamais en arrière. » Même constat chez Anne-Sophie : « Sous pilule de dix-neuf à trente-trois ans puis stérilet hormonal. Après le retrait du stérilet je redécouvre, à quarante-quatre ans, que j'ai une libido… Toutes ces années perdues… » Justine, elle, n'a pas eu cette possibilité : « On a beau dire qu'une libido à zéro c'est un effet secondaire bénin, quand ça mène un couple au divorce, c'est loin d'être bénin. » Laura est encore jeune. Mais elle parle de son expérience avec la tristesse saumâtre de celles qui découvrent tout à coup que tout le temps perdu ne se rattrapera guère : « J'ai l'impression que mon histoire est celle de nombreuses trentenaires : on prend la pilule très tôt, on l'arrête pour tomber enceinte et on découvre sur le tard sa "vraie" nature ("Ah bon, je peux avoir du désir aussi fort que ça, moi qui n'avais jamais très envie de faire l'amour avant ?"). Je regrette de ne pas avoir su plus tôt combien ma vie sexuelle était affectée par ces hormones. Ma jeunesse aurait peut-être été beaucoup moins déprimante à cet égard : dans quelle mesure le vaginisme dont j'ai souffert était induit par le manque de lubrification naturelle ? Et si mon désir n'avait pas été bridé par cette camisole chimique ? Mais, comme j'avais presque toujours vécu avec, je ne m'en rendais même pas compte. La caverne de Platon version hormonale. »

Ces témoignages permettent de prendre conscience des concessions, voire des sacrifices, que font les femmes pour assumer la charge contraceptive. Le « prix de l'égalité », en quelque sorte. Et ce n'est pas un phénomène isolé ou mineur, comme on le croit trop souvent. Ces effets sont une réalité pour la majeure partie des utilisatrices de la contraception hormonale. Sur la durée de prise, une utilisatrice va souvent subir au moins un effet secondaire, la plupart en subiront plusieurs. Et si certaines femmes perçoivent immédiatement des effets secondaires, de nombreuses autres ne les découvrent que par hasard lorsqu'elles arrêtent la pilule. En effet, les effets secondaires des hormones se manifestent souvent si progressivement que les utilisatrices ne se rendent pas compte que leur pilule en est la cause. Séverine avait des troubles digestifs très handicapants, des diarrhées permanentes et s'évanouissait à la moindre hausse de température. « Après avoir envisagé une intolérance au gluten ou allergie alimentaire, je m'étais résignée à penser que c'était uniquement lié à une nature anxieuse ou à ma constitution naturelle. Les trois médecins différents auxquels j'ai parlé de mes problèmes handicapants au quotidien m'ont fait passer différent tests mais pas un ne m'a demandé si je prenais la pilule. Depuis que j'ai arrêté la pilule, je revis totalement et je suis outrée que personne (et surtout moi) n'ait fait le lien avant. » Pour Ellen Grant, si les femmes ne relient pas les troubles dont elles souffrent à la prise de leur pilule, ce n'est pas par hasard : « J'ai vu de nombreuses malades persuadées qu'elles n'avaient pas d'effets secondaires de la pilule, parce que leurs médecins leur avaient dit que leurs plaintes et leurs symptômes n'avaient rien à voir avec elle, ou bien parce qu'elles-mêmes ne pensaient pas qu'il pouvait y avoir un lien de cause à effet [1]. » Par ignorance ou résignation, et souvent alors qu'elle les fait souffrir, nombre d'entre elles continuent donc à la prendre…

1. Grant E., *Amère pilule*, p. 115.

La pilule : une caverne de Platon contraceptive ?

Un comportement qui montre à quel point la relation qu'ont les femmes avec la pilule est ambiguë et ambivalente. Très peu cherchent d'autres moyens de contraception et, de fait, tout leur laisse croire qu'elles n'ont pas d'autres options. L'allégorie de la caverne de Platon, utilisée plus haut par une participante, reflète particulièrement bien la situation. Les hommes prisonniers de la caverne ne voient jamais directement la lumière du jour. Ils ont toujours vécu ainsi et ne savent pas ce qui se passe à l'extérieur. Tout ce qu'ils perçoivent comme la réalité, ce sont des ombres qui bougent sur le mur et quelques bruits. Un jour, un des prisonniers est brutalement accompagné vers la sortie. Il se sent agressé par la trop forte luminosité, dont il n'a pas l'habitude. Il souffre d'abord de ces changements mais persiste et prend enfin conscience de la réalité des formes, de l'environnement limité dans lequel il évoluait avant. S'il revient annoncer la nouvelle à ses camarades encore dans la caverne, ceux-ci ne le croiront pas. Beaucoup de femmes pensent que leurs souffrances sont inéluctables et se condamnent à rester au fond de la caverne contraceptive hormonale, sans imaginer un seul instant qu'une tout autre réalité s'offre à elles, à deux pas de la leur. Entretenues dans cette pensée par tout ce qu'elles ont toujours connu, vu et entendu, peu se font violence pour en sortir et découvrir la réalité. Celles qui le font et racontent à leurs camarades ce qu'elles ont vu sont considérées comme des affabulatrices. L'aura « féministe » et « progressiste » de la pilule recouvre donc de manière opaque une réalité bien moins sympathique, mais tous ceux qui abordent le sujet sont systématiquement vus comme une menace. Pourtant, non seulement la pilule pose souvent des problèmes quand on la prend mais, cerise sur le gâteau, elle en pose encore quand on l'arrête…

Quand la pilule devient une drogue dont on ne peut plus se passer

> « En médecine clinique, il faut se souvenir qu'une fois le feu allumé, la flamme ne s'éteint pas nécessairement quand on enlève l'allumette. »
>
> Dr Constantine John Falliers, allergologue spécialiste des liens entre allergie et hormones contraceptives.

Bonne nouvelle, d'après notre sondage 55 % des femmes qui arrêtent la pilule d'un coup ne ressentent aucun effet négatif. Malheureusement, cela signifie qu'il n'en va pas de même pour les 45 % restants. Chez la plupart des femmes (63 %) ces effets durent moins de six mois, mais d'autres sont ravagées par l'acné, subissent des sautes d'humeurs violentes et autres désagréments durant de longs mois, voire des années [1]. Une proportion non négligeable de femmes paie donc le fait d'avoir pris la pilule par un dérèglement corporel qui dure longtemps après l'arrêt [2]. Des souffrances parfois si

1. Parmi les femmes éprouvant des effets secondaires à l'arrêt de la pilule, pour 24 % ces effets vont au-delà d'une année (pour 13 % ils durent plus de deux ans).

2. Les désagréments principaux sont de l'acné (légère pour 22 %, moyenne pour 24 % et forte pour 14 %), des douleurs aux ovaires ou à l'utérus (37 %), une peau plus grasse (27 %), des sautes d'humeur (24 %), douleurs mammaires (23 %), des cheveux gras (23 %) ou qui chutent (12 %) et des kystes aux ovaires (9 %). Parmi les autres effets cités : troubles du cycle à court ou à très long terme, prise de poids, pilosité plus importante, douleurs menstruelles, libido fortement fluctuante, nausées, vertiges, migraines,

fortes que les femmes se trouvent « piégées » et obligées de reprendre la pilule pour se soulager. À part quelques minces indices (les anti-androgènes type drospirénone ou acétate de cyprotérone contenus dans les pilules de troisième et quatrième générations semblent faire plus de dégâts que d'autres types de progestatifs quand les femmes les arrêtent), il est quasiment impossible de prédire quelle femme va être touchée par ce phénomène.

Cette « dépendance » à la pilule n'est pas un hasard mais un fait scientifiquement expliqué. Les œstrogènes et progestatifs synthétiques étant jusqu'à 50 fois plus puissants que nos œstrogènes naturels, les femmes sous pilule ou sous traitement hormonal de la ménopause se retrouvent en « surdose permanente ». Or ces hormones de synthèses ont un « effet addictif » similaire à celui de certaines drogues [1], ce qui explique l'état déplorable dans lequel se retrouvent certaines en les arrêtant. Malheureusement la majorité des femmes ignorent ce phénomène et beaucoup se croient fautives. Elles pensent que leur corps « faible » ou « imparfait » doit continuer à être médicamenté puisqu'il est « incapable » de bien fonctionner naturellement. Les médecins semblent se désintéresser massivement du sujet et considérer les préoccupations de ces femmes comme « futiles » ou

diminution du volume mammaire, sudation plus importante, endométriose, infertilité, mal-être psychologique, fatigue, émotivité.

1. White M. *et al.*, « Addiction to Oestrogen and Progesterone », *Journal of Nutritional & Environmental Medicine*, vol. 8, n° 2, 1998, p. 117-120.

« purement esthétiques ». Pourtant, une femme qui perd des mois de qualité de vie personnelle et professionnelle parce qu'elle a de l'acné est-elle futile ? N'a-t-elle pas le droit d'être excédée que son corps soit à nouveau abîmé ? Les désagréments post-pilule ajoutent une nouvelle inégalité à la longue liste de celles que subissent les femmes. Pour beaucoup, c'est la goutte d'eau qui fait déborder le vase. Un moment révélateur qui cristallise souvent une envie de changement : je n'accepte plus de perturber ma santé pour assumer la charge contraceptive, je n'accepte plus de souffrir, je n'en peux plus, je veux me respecter et désormais je vais me faire respecter. Et en effet, quand on apprend que les effets des hormones pourraient être irréversibles, il y a de quoi être en colère.

Des effets indésirables qui s'installent de manière permanente ?

Il se pourrait que certaines femmes ne retrouvent jamais leur état naturel antérieur à la prise d'hormones. La libido, par exemple, peut mettre des mois à réapparaître, voire ne jamais revenir à son niveau d'avant pilule. Une étude très sérieuse montre qu'un an après l'arrêt de la pilule, les bilans sanguins de nombreuses femmes ne reviennent pas à la normale [1]. Leur corps produit encore deux fois trop d'une protéine qui réduit la testostérone, donc la libido. L'endocrinologue Claudia Panzer, qui

1. Panzer C. et al, « Impact of oral contraceptives on sex hormone-binding globulin and androgen levels : a retrospective study in women with sexual dysfunction », *The Journal of Sexual Medicine*, vol. 3, n° 1, 2006, p. 104-13.

a dirigé l'étude, explique : Cela suggère que « les changements hormonaux induits par la pilule ne sont pas immédiatement réversible après l'arrêt de la pilule ». Son hypothèse ? Les hormones synthétiques altéreraient de manière irrémédiable certains gènes, de sorte qu'une femme qui arrête la pilule se retrouve à jamais dans un état intermédiaire entre son état naturel et son état sous pilule. Comme vu au chapitre I, les récepteurs hormonaux sont comme des serrures qui sont « forcées » par les hormones synthétiques. Cette étude suggère qu'une fois le processus enclenché, la serrure reste abîmée à jamais. L'étude a toutefois été menée pendant une durée d'un an post-pilule et de nouveaux essais devraient venir nous dire si l'effet est réellement irréversible. D'ici là, une technique semblerait fonctionner pour « limiter la casse ».

Arrêter la pilule par sevrage progressif : une bonne idée ?

Seules 2,7 % des femmes interrogées pratiquent un sevrage progressif de la pilule (elles diminuent progressivement la dose d'hormones). Or, il se pourrait que cette technique permette de limiter les effets secondaires désagréables qui suivent l'arrêt des hormones. Presque toutes les femmes qui le pratiquent et qui avaient eu de nombreux effets lors d'un précédent arrêt le confirment. Sarah raconte : « Après un premier arrêt catastrophique (forte acné), j'ai recommencé à prendre la pilule. Ensuite j'ai décidé d'arrêter de prendre la pilule en me sevrant pendant six mois. Il n'y a quasiment pas eu d'effets secondaires. » Souad confirme : « J'ai tenté un premier arrêt de la pilule Yaz qui m'a valu une poussée d'acné phénoménale et une chute de cheveux. Plusieurs années plus tard, je me suis sevrée progressivement sur six mois. Ce système a très bien fonctionné et je n'ai pas eu d'effets secondaires violents comme au premier arrêt. »

J'ai posé la question du sevrage progressif à de nombreux professionnels qui n'en voyaient absolument pas l'utilité. Seul Martin Winckler a trouvé l'idée intéressante et a tenu à rassurer les utilisatrices en confirmant qu'il n'y a aucun danger dans cette pratique. Mais ne vous attendez pas à la reprise d'un cycle normal pendant cette période puisque votre corps sera dans un entre-deux (les spottings sont par exemple courants) et optez dès le début du sevrage pour un nouveau moyen de contraception car votre pilule ne sera plus efficace. Celles qui souhaitent passer au DIU peuvent se le faire poser puis entamer le sevrage pour être sûres d'être protégées.

Si l'idée vous intéresse, vous pouvez procéder au sevrage en espaçant la prise de vos cachets. D'abord 1 jour sur 2, puis 1 jour sur 3, etc. en changeant de pallier tous les 15 jours. Par contre, couper les cachets réduit leur efficacité et n'apparaît donc pas comme une bonne solution. Enfin, pour aller jusqu'au bout du processus, assurez-vous d'avoir un nombre suffisant de plaquettes de pilule en réserve. Pendant combien de temps procéder au sevrage ? Comme aucune donnée fiable n'existe sur le sujet, la question reste en suspens. 64 % des femmes de notre sondage se sèvrent pendant une durée inférieure à cinq mois mais c'est à chacune de faire selon ses envies et possibilités. Courage : une fois ce mauvais cap passé, vous pourrez profiter pleinement des « effets désirables » de l'arrêt de la pilule.

Les effets « désirables » de l'arrêt de la pilule

Hélène en avait plus qu'assez des rendez-vous gynéco tous les ans, « d'avaler ce truc tous les jours et de quémander à la pharmacie un dépannage de plaquette quand j'avais une ordonnance périmée. Les contraintes de boulot et les délais de rendez-vous font qu'il n'est pas toujours facile d'être à jour… Arrêter m'a libérée ! » Même constat chez Lucie : « Depuis six mois au DIU cuivre, je me sens vraiment mieux. Incroyable de se sentir aussi libre. Je n'ai plus le cerveau et le corps dans un étau. C'est une évidence pour moi, plus jamais de pilule de ma vie ! » « Résurrection pour ma sexualité et ma santé », « plus beau cadeau que j'ai pu me faire dans ma vie d'adulte », « libération »… Les termes qu'emploient les femmes pour parler de l'après-pilule sont puissants, à l'image de leur expérience. Dans notre sondage, 72 % des femmes disent avoir ressenti des effets positifs en arrêtant la pilule. Effets qu'elles attribuent directement à cet arrêt : libido plus forte (71 %), sensation de « reconnexion à soi, à son corps » (59 %), diminution d'humeurs dépressive ou d'angoisses inexpliquées (35 %), perte de poids (29 %), plus grande énergie (26 %), diminution ou disparition de maux de tête (24 %), diminution de la sensation de faim (16 %)[1]… Ces réponses

1. Parmi les autres bénéfices cités : odeur corporelle plus agréable (10 %), diminution/disparition de nausées (8 %), peau moins sèche (7 %), cheveux plus épais ou plus nombreux (7 %), diminution ou disparition de bouffées de chaleur (6 %), yeux moins secs (4 %) ou encore disparition de la sécheresse intime, des mycoses à répétition et des douleurs vaginales à la pénétration, disparition des problèmes de foie, de tension, d'essoufflements et de

corroborent l'ensemble des autres réponses au sondage et tendent à démontrer que, non, les femmes n'« inventent » pas les effets secondaires de leur pilule.

Soixante ans après la pilule, c'est l'arrêter qui est vu comme une « libération »

Alors que la pilule devait libérer les femmes, ces dernières sont aujourd'hui nombreuses à considérer que c'est plutôt le fait d'arrêter la pilule qui est une libération. Ce qui ressort particulièrement, c'est le sentiment de trahison, le « si j'avais su ». Mais aussi une tristesse et une amertume immenses dues aux ravages de la baisse de libido, de la sécheresse vaginale et des syndromes dépressifs sur la vie de couple. De nombreuses femmes indiquent une amélioration notable des relations avec leur conjoint quand elles arrêtent la pilule. En réalité, elles reviennent simplement à ce qu'elles sont vraiment, quand leurs hormones ne sont pas perturbées. De ce point de vue, notre système hormonal serait d'ailleurs si bien fait qu'il irait jusqu'à accorder les corps des deux membres d'un couple. En effet, de récentes études montrent que les hommes en couple ayant exprimé un désir d'enfant développent eux aussi un « cycle » (de testostérone), calqué sur celui de leur femme [1].

photosensibilité, fin des maux de ventres, des kystes aux ovaires et jambes lourdes, hausse de l'immunité, diminution de la cellulite et de la rétention d'eau, liberté mentale du fait de ne pas devoir penser à prendre sa pilule.

1. Hirschenhauser K. *et al.*, « Monthly patterns of testosterone and behavior in prospective fathers », *Hormones and behavior*, vol. 42, n° 2, 2002, p. 172-181.

Ainsi, nos hormones auraient une influence invisible, mais bien présente, contribuant à l'harmonie des ménages. Nous découvrons à peine le sujet mais, en déstabilisant nos équilibres hormonaux naturels ce sont peut-être d'innombrables paramètres de nos vies que nous bouleversons. Nous commençons à le comprendre avec les fameux perturbateurs endocriniens qui montrent qu'ingérer des hormones synthétiques revient à faire entrer un éléphant dans un magasin de porcelaine. Bref, nous sommes loin d'avoir levé tous les mystères de notre système hormonal, d'où l'importance pour les femmes de s'écouter quand elles ressentent intimement que quelque chose ne tourne pas rond. Mais l'entourage ne voit pas toujours ça d'un si bon œil.

Médecins, proches, compagnons : un entourage parfois hostile

Parmi les femmes ayant répondu à notre enquête, 46 % déclarent avoir pris la pilule parce qu'elles pensaient que c'était la meilleure contraception, 29 % parce qu'elles l'avaient demandé à leur médecin et 20 % parce qu'elles trouvent ça pratique (question à choix multiples). L'image de la pilule est donc dans l'ensemble très positive et les femmes elles-mêmes la sollicitent (même si beaucoup le font parce qu'elles n'ont pas l'impression d'avoir d'autre choix). C'est quand elles souhaitent l'arrêter que les choses se gâtent. Près de 30 % des femmes interrogées affirment qu'on a tenté, d'une manière ou d'une autre, de les décourager d'arrêter la pilule. Se retrouver subitement à contre-courant des dogmes contraceptifs peut effectivement être très pénible. Il y a ce médecin qui vous dit que « tout cela, c'est dans votre tête », votre compagnon qui freine des quatre fers à l'idée d'utiliser les préservatifs ou encore les copines qui vous mettent en garde : « Tu vas tomber enceinte à coup sûr ! » Les obstacles ne manquent pas.

On l'a dit, la parole du médecin a notamment beaucoup de poids. Malheureusement, dans notre système français, encore trop axé autour du « tout pilule », il n'est pas rare que les femmes décidant d'arrêter une contraception hormonale aient du mal à faire entendre leur décision. Ainsi, parmi les 30 % des femmes qui affirment qu'on a tenté de les décourager d'arrêter la pilule, 69 % l'ont été par leur gynécologue, obstétricien ou sage-femme et 29 % par leur généraliste (question à choix multiples). De même, un quart des femmes de notre sondage se sont vu imposer la pilule comme seul moyen de contraception valable (leur médecin/gynécologue la leur a imposée ou ne leur a pas présenté d'autres options). Ces résultats recoupent les conclusions des agences sanitaires publiques qui pointent du doigt la manie des médecins français de ne jurer que par la pilule au détriment des volontés des patientes. Enfin, 41 % des femmes prennent ou ont pris la pilule pour « régler des problèmes hormonaux, physiques ou du cycle », donc très certainement sur suggestion médicale. Alors que la pilule est un contraceptif, elle est donc très souvent utilisée comme traitement pour tout autre chose (bien que de nombreuses études prouvent qu'elle n'arrange en rien ces problèmes, voire qu'elle aurait tendance à les aggraver).

La prescription d'hormones relève d'un systématisme trop peu remis en question. Les autorités elles-mêmes reconnaissent le problème dans leurs rapports officiels : « Le temps consacré aux questions de planification familiale est faible au cours des études de médecine générale. [Le] praticien ret[ient] la méthode qu'il juge techniquement la plus efficace, sans nécessairement prendre en compte la trajectoire, la situation et les attentes plus ou moins claires de la femme qu'il a en face de lui. En l'absence de contre-indication médicale, c'est donc la pilule qui sera choisie, ce qui explique sa prédominance dans le modèle contraceptif français, et sans doute aussi son taux d'échec. [Or] dans certains cas en effet, une méthode d'efficacité théorique plus faible mais bien comprise et acceptée par l'utilisatrice ou le couple peut se révéler plus efficace en pratique [1]. »

De plus, aujourd'hui encore :

– Aucune faculté de médecine n'encadre la relation entre étudiants et firmes pharmaceutiques [2].

– Le lien entre cancer et hormones reste méconnu et rarement enseigné.

– Les médecins ont tendance à sous-estimer les effets secondaires d'un traitement [3].

Pour couronner le tout, de nombreux facteurs font que la parole de le patiente est souvent reléguée au second plan. Déni des effets secondaires, remarques déplacées sur la vie privée, infantilisation... Dans l'intimité de leur cabinet, usant de l'autorité que leur

1. Inspection générale des affaires sociales, « La prévention des grossesses non désirées : contraception et contraception d'urgence », 2009, <ladocumentationfrancaise.fr>.

2. Scheffer P. *et al.*, « Conflict of interest policies at french medical schools : starting from the bottom », *Plos One*, vol. 12, n° 1, 2017.

3. « Les cliniciens ont souvent sous-estimé plutôt que surestimé les préjudices et ont surestimé plutôt que sous-estimé les avantages. Des perceptions inexactes des bienfaits et des inconvénients des interventions sont susceptibles d'entraîner des choix de gestion clinique sous-optimaux. » (Extrait de : Hoffmann T. C. *et al.*, « Clinicians' expectations of the benefits and harms of treatments, screening, and tests. A systematic review », *Journal of American Medical Association Internal Medicine*, vol. 177, n° 3, 2017, p. 407-419).

confère leur statut, certains professionnels ont des comportements extrêmement choquants envers les femmes qui viennent les consulter. Marie s'en souvient encore : « Quand j'ai eu le malheur de dire à mon médecin que je voulais arrêter la pilule pour ne plus bouffer d'hormones (sans remettre en cause la pilule), elle m'a répondu que c'était ne pas respecter ce pourquoi ses camarades et elles s'étaient battues. » Sonia ne décolère pas : « À chaque fois que je ne supportais pas une pilule, on m'a toujours dit "Ne vous inquiétez pas, on va trouver le bon dosage." Finalement, aucune ne convient et je dois me "contenter" d'une pilule qui me fait subir au quotidien des effets "moins pire". Mon gynéco m'a dit que j'exagérais, que je ne pouvais "pas tout avoir" et que "ce n'était pas si grave". Il m'a recommandé du lubrifiant pour la sécheresse vaginale et de me "forcer un peu" pour le manque de désir. » Quant à Sophie, son expérience fait froid dans le dos : « Mon cardiologue était contre le fait que je prenne la pilule car j'ai une particularité familiale liée au cholestérol qui est une contre-indication totale à sa prise. Malheureusement, je me suis retrouvée face à des docteurs qui ne voulaient rien entendre. Le fait de détériorer le bon état de mon cœur et mes artères ne semblait pas les émouvoir plus que ça. »

Quand les femmes souhaitent arrêter leur pilule, certains médecins les abandonnent sans contraception, d'autres les grondent comme des « petites filles inconscientes et irrationnelles », voire les menacent en leur disant : « Nous nous reverrons bientôt pour une IVG. » Des comportements aberrants qui relèvent pour certains de la véritable faute professionnelle... Jacques Ferron disait en 1972 : « Un jour viendra où le principal avantage d'apprendre la médecine sera de se protéger contre les médecins [1]. » Sa prophétie serait-elle en train de se réaliser ? En tout cas, de plus en plus de femmes tournent désormais le dos à la médecine en ce qui concerne la contraception et optent pour des solutions qui leur permettent de ne plus avoir à subir ce qu'elles vivent comme une véritable « inquisition médicale ».

Un lien de confiance brisé

Après avoir arrêté leur pilule, 42 % des femmes ayant répondu à notre sondage n'ont pas consulté un professionnel de santé pour les aider à choisir leur nouvelle contraception (18 % n'avaient « plus confiance », 14 % n'avaient « pas envie » et 55 % n'en avaient « pas besoin » (choix qui ne nécessite pas d'avis médical, volonté de grossesse, ménopause)). Ainsi, pour un nombre non négligeable de femmes, il semblerait que le lien de confiance avec le corps médical soit brisé. Certains médecins se plaignent de cette nouvelle « défiance » des patients qu'ils ne comprennent pas. Ils crient au scandale dès que la presse dénonce leurs pratiques et rejettent la faute sur le « grand méchant Internet » qui « désinforme »

1. Ferron J., *Le Saint-Elias*, Viamédias, 2006.

les patients et les « monte » contre eux. Finalement, ce sont les patients qui font les frais de cette absence de remise en question. Car, si beaucoup se passent très bien d'un médecin, d'autres souffrent, ont des questions mais n'osent pas retourner pas en cabinet car elles sont traumatisées.

Comme l'expliquent de nombreux médecins qui déplorent ces pratiques, la France est souvent à la traîne en matière de changements des mentalités médicales. Si les droits des patients sont « de plus en plus enseignés », « les premières lois ne remontent finalement qu'à quinze ans (loi Kouchner en 2002, loi Leonetti en 2005) [1] » et « en France, au niveau des mentalités, on est long au changement. Il est difficile de remettre en cause une pratique apprise lors de nos études et réalisée sans se poser de question durant des années. On a aussi du mal à regarder ce qui se passe ailleurs [,] une fois cette étape réalisée, il faut encore plusieurs années pour voir de réels changements dans la pratique [2]. »

Pour mieux comprendre ce qui peut pousser des médecins à de tels comportements, j'ai tenu à interviewer un médecin en exercice qui n'a pas peur d'exposer publiquement ce qu'il ressent envers ses collègues ou sa propre pratique. Jean-Claude Grange, médecin généraliste à

1. « "J'ai dit non, elle l'a fait quand-même" : les touchers vaginaux non consentis ont la vie dure », LCI, 10 janvier 2017, entretien d'Isabelle Derringer, conseillère pour l'Ordre national des sages-femmes et enseignante à Nantes, avec Anaïs Condomines.

2. « Peut-on refuser l'épisiotomie ? », magicmaman, 23 février 2017, entretien d'Élisabeth Lathuille, sage-femme, avec Julie Martory.

Mantes-la-Jolie depuis trente-huit ans, a accepté de me répondre en toute franchise. Son témoignage, rare, est particulièrement éclairant: « J'ai été confronté pendant mes études à un machisme terrible qui m'a marqué dans la façon d'envisager la sexualité/reproduction des femmes à la fois en médecine et dans la "vraie" vie. Ce machisme médical était en adéquation avec ce qui se passait dans le reste de la société. Le paternalisme de la profession médicale était généralisé et ne faisait aucune distinction entre les hommes, les femmes et les enfants pour imposer ses points de vue. La pilule contraceptive était un progrès, c'est ce que j'ai pensé immédiatement. C'est bien plus tard, après des années de croyance dans la toute-puissance médicale et ses bienfaits [que j'ai compris] que la fameuse transition démographique s'était produite bien avant que les méthodes modernes de contraception soient apparues et que la pilule ne réglait en rien ce que faisait subir la médecine au corps des femmes. Les femmes s'étaient fait voler leur corps, leur sexualité, leur intimité au nom d'une prétendue sécurité pour leur bien. Au bout du compte, la contraception s'inscrit de plus en plus dans une démarche consumériste consubstantielle à la marchandisation/asservissement du corps des femmes. Mais je n'en suis pas arrivé là de façon évidente ou brutale. J'ai dû me sortir des nombreux préjugés médicaux que la faculté de médecine m'avait inculqués tout comme des préjugés idéologiques considérant incontestablement la pilule comme un progrès. D'ailleurs, le consensus officiel est encore de dire que la contraception hormonale est une avancée considérable pour la sexualité féminine et que le reste n'a pas d'importance. Même si l'on peut se tromper de bonne foi ou pour des raisons partisanes (idéologiques), les discours tenus sur la contraception hormonale par les experts ne sont que la conséquence d'une formidable propagande commerciale. Les médecins reçoivent la visite de représentants de laboratoires en n'étant pas dupes du fait qu'il s'agit d'une information publicitaire mais ils sont persuadés qu'ils gardent leur libre arbitre. Ce qui est faux [1]. Concernant les effets indésirables de la pilule, il est évident que certains sont négligés ou cachés (des experts comme Joëlle Brunerie-Kauffman prétendent même qu'il n'y en a pas). Les jeunes femmes naïves de toute contraception médicalisée veulent la pilule dans 99 % des cas. Mais les nombreux préjugés sur la pilule hormonale nécessitent de prendre beaucoup de temps en consultation. Or cette première consultation se fait souvent dans l'urgence car ces femmes ont mis du temps avant de se décider et il leur faut une réponse rapide car elles souhaitent avant tout ne pas être enceintes. D'où l'intérêt d'aborder ces sujets avant. Mais comment et où ? » La question est posée.

1. Un rapport de l'IGAS datant de 2009 confirme ces propos en publiant le témoignage d'un praticien : « Le formatage et la pression de l'industrie *via* les visiteurs médicaux pour influencer les prescripteurs pressés [:] peu y résistent. On nous présente un nouveau produit, une ou deux publications payées par l'industrie dont les phrases importantes sont déjà surlignées pour gagner du temps. » (IGAS, « La prévention des grossesses non désirées : contraception et contraception d'urgence », 2009, <ladocumentationfrancaise.fr>.)

Jugements, peurs, moqueries… Pas toujours facile de dire à ses proches qu'on arrête la pilule

D'après notre sondage, après les médecins, ce sont les amis qui culpabilisent le plus les femmes qui arrêtent la pilule. Mais cette pression sociale est exercée par de nombreux autres acteurs :

- 24 % des femmes qu'on a dissuadées d'arrêter la pilule l'ont été par leurs amis.
- 18 % par leur mère.
- 12 % par leur compagnon ou mari.
- 18 % prennent la pilule « parce que tout le monde la prend » ce qui montre à quel point la pression sociale crée un « conformisme contraceptif » qui influence les femmes.

Amis qui s'inquiètent « pour votre bien » ou qui se moquent avec des phrases cinglantes (« Du coup, tu veux quoi dans neuf mois comme cadeau de naissance ? »). Parents qui voient là un « caprice » de « jeune qui n'a aucune conscience ». Compagnons « ennuyés » d'avoir à gérer le préservatif, voire « dégoûtés » à l'idée d'un DIU. Les pressions sociales que subissent les femmes qui arrêtent la pilule leur donnent parfois l'impression d'avoir à justifier en permanence les choix qu'elles font pour leur corps. Certaines m'ont même confié que, pour avoir la paix, elles font semblant de toujours prendre la pilule. Nous atteignons des sommets de ridicule ! Les femmes semblent donc avoir été arbitrairement désignées comme « intendantes en chef » de la contraception. Et les hommes dans tout ça ?

Où sont les hommes ?

Souvent indifférents ou ignorants, parfois virulents et égoïstes, peu d'hommes se préoccupent aujourd'hui de la contraception. Habitués à ce que leur compagne prenne la pilule, la plupart se laissent guider par ses choix. Il faut dire qu'un certain nombre de ces hommes appartiennent à l'ère pilule. Eux non plus, pour la plupart, n'ont pas connaissance des effets secondaires de ce type de contraception. Souvent totalement ignorants des dangers graves ou de l'inconfort que procure la pilule à leur partenaire, ils les laissent, de bonne foi, gérer la contraception. D'autres hommes, en revanche, entendent leur partenaire se plaindre des effets secondaires qu'elles attribuent, à raison, à la pilule, mais refusent de s'adapter à la situation. « Mais comment on va faire, alors ? » « Ah non, je suis allergique au latex » « Mais non, tu n'as pas grossi, et puis, la pilule, c'est pour nous que tu le fais, comme ça on peut faire l'amour quand on veut. Tu aimes ça, non ? » Chantage affectif, plaintes incessantes et exagérées face à l'« inconfort » du préservatif, voire menaces. Leur comportement démontre clairement une vision misogyne de la charge contraceptive. Ils ne souhaitent pas revenir sur cet acquis confortable qui leur permet de profiter de tous les avantages sans aucun inconvénient.

Un rapport de l'observatoire régional de Santé en Île-de-France[1] rappelle d'ailleurs « l'importance de la

1. Beltzer N., « Éléments sur l'évolution et la représentation de la sexualité en France », ORS Île-de-France, 8 juin 2013.

dimension relationnelle» en matière de choix contraceptifs et pointe du doigt la pression qu'exercent certains hommes pour ne pas avoir à mettre le préservatif. Selon l'organisme, «les rapports de pouvoir au sein des couples mettent les femmes en situation de plus grande vulnérabilité». Il semble donc urgent de mieux éduquer les hommes, jeunes et moins jeunes, à la contraception. Urgent de faire prendre conscience aux jeunes femmes qu'elles n'ont pas à se voir imposer une contraception qui les oblige à faire des concessions sur leur bien-être. Urgent de leur apprendre à avoir suffisamment confiance en elles pour savoir quoi répondre aux hommes qui useraient de leur ascendant pour les pousser à ne pas utiliser de préservatif et à prendre la pilule. Urgent de travailler sur l'image des rapports homme femme que notre monde reflète aux jeunes hommes, leur laissant croire que tout cela est «normal». Parents, professeurs, amis, confidents… chacun d'entre nous peut prendre une part active à ce travail de changement des mentalités.

Je prends la pilule : comment limiter ses effets secondaires ?

Parce que cet ouvrage respecte sans concession ni jugement le choix de chaque femme, il s'adresse aussi à celles qui choisissent de prendre la pilule. Voici donc quelques conseils simples pour prendre le moins de risques possible avec votre contraception hormonale :

1. Si vous êtes une fumeuse de plus de trente-cinq ans (ou si vous avez fumé pendant plus de quinze ans) et en cas d'antécédent familial ou personnel de phlébite ou d'embolie pulmonaire, vous devez éviter autant que possible les contraceptions qui contiennent des œstrogènes synthétiques (pilule œstroprogestative, patch, anneau et certains implants) car elles augmentent fortement vos risques de subir un AVC ou un accident thromboembolique. Vous avez la possibilité d'opter pour une pilule progestative qui vous est plus adaptée. Ce type de pilule doit être pris en continu et a tendance à provoquer plus de troubles du cycle (spotting, suppression des règles, etc.).

2. Quel que soit votre état de santé, si vous optez pour une pilule œstroprogestative, exigez que votre médecin vous prescrive un test sanguin pour savoir si vous faites partie des 10 % de personnes porteuses de mutations génétiques d'hypercoagulabilité qui sont des contre-indications absolues à sa prise. Comme le recommande l'AVEP, demandez à votre médecin qu'il fasse figurer les éléments suivants sur l'ordonnance : antithrombine III, protéine C et S, facteurs II et V, test de résistance à

la protéine C activée, anticorps, antiphospholipides, homocystéinémie.

3. Si c'est la première fois que vous prenez une pilule, refusez qu'on vous prescrive une pilule œstroprogestative de 3e ou de 4e génération car elles font courir des risques plus grands sans apporter d'avantages réellement prouvés.

4. Si vous fumez, essayez vraiment autant que possible d'opter pour une contraception non hormonale car vous augmentez vos risques d'effets secondaires graves de manière non négligeable.

5. Si vous avez déjà subi une thrombose, une embolie, un AVC ou que vous avez du diabète, une dyslipidémie ou toute pathologie médicale majorant le risque thrombotique (lupus, maladies inflammatoires, syndrome myéloprolifératif, cancer, etc.) ou des céphalées/migraines avec aura, signalez-le à votre médecin car cela majore votre risque d'accident cardiovasculaire. Signalez également si un proche de premier degré (type parents, frères et sœurs ou enfants) a été victime d'un accident thromboembolique veineux ou souffre de diabète ou dyslipidémie (recommandations de la HAS).

6. Pour minimiser les effets secondaires moins graves, choisissez une pilule qui s'accorde au mieux avec votre climat hormonal naturel : une pilule à « climat œstrogénique » si vous souffrez d'acné ou d'hirsutisme, une pilule à « climat progestatif » si vous avez des règles douloureuses, abondantes ou que vous faites de la rétention d'eau. Une pilule à « climat œstrogénique » contient du gestodène, du désogestrel ou du norgestimate, une pilule

« à climat progestatif » contient du lévonorgestrel ou de la noréthistérone.

7. Surveillez régulièrement vos taux de vitamines et minéraux essentiels (zinc, magnésium, sélénium, vitamines B, C et E) et supplémentez-vous si besoin[1].

Si l'on devait hiérarchiser les risques des contraceptions hormonales, la pilule progestative, le DIU au levonorgestrel et l'implant progestatif sont celles qui font courir le moins de risques graves (AVC et accidents thromboemboliques spectaculairement réduits et risques cancérigènes non-officiellement reconnus même si des publications récentes tendent à prouver qu'ils soient similaires, voire supérieurs[2]) La pilule œstroprogestative, l'anneau, le patch (et certains implants) – qui contiennent des œstrogènes de synthèse – font eux courir de plus grands risques cardiovasculaires et thromboemboliques en plus des risques cancérigènes reconnus et détaillés au chapitre III. À savoir également, certains progestatifs contenus dans les pilules œstroprogestatives de 3e et de 4e génération (le désogestrel, la gestodène, la drospirénone et l'acétate de cyprotérone) doublent les risques d'accident thromboembolique[3]. Si vous devez

1. Plus de conseils seront disponibles sur le site jarretelapilule.fr (site qui accompagne la sortie de ce livre et creuse en détails certaines thématiques). Le livre *The Pill Problem* du pharmacien Ross Pelton apporte également à ce propos des conseils très détaillés.

2. Voir note 1, p. 104.

3. Vinogradova Y. *et al.*, « Use of combined oral contraceptives and risk of venous thromboembolism : nested case-control studies using the QResearch and CPRD databases », *British Medical Journal*, vol. 26, n° 350, 2015, p. 2135.

choisir une pilule œstroprogestative, préférez celles contenant du levonorgestrel et du norgestimate qui présentent les risques d'accidents thromboemboliques les moins élevés. Pour les effets sur l'humeur, il faut savoir que ce sont les pilules à climat progestatif qui causent le plus de dépressions. Les pilules à climat œstrogénique en causent moins mais semblent générer plus de fatigue et d'irritabilité. Il apparaît également que les pilules combinant l'EE2 avec une dose moyenne de noréthistérone soient celles qui causent les troubles d'humeurs les plus spectaculaires et violents chez certaines femmes [1].

Enfin, par mesure de précaution, en cas de chirurgie ou lors de tout problème médical, signalez bien le nom de la contraception que vous prenez car il s'agit d'un traitement en cours et, si vous prenez l'avion, il est conseillé de vous lever toutes les trois heures environ et de boire abondamment des boissons non alcoolisées (recommandations ANSM). Par principe de précaution pour la santé de votre enfant, il semblerait également judicieux d'éviter de prendre des hormones contraceptives, quelles qu'elles soient lorsque vous allaitez (voir chapitre III, section *Quand les effets secondaires vont au-delà de la durée de prise ou de la femme elle-même*). Si vous souhaitez remplacer votre pilule par un moyen de contraception sans hormone, nous allons vous détailler les différentes options qui s'offrent à vous.

1. Grant E., «The Pill, Hormone Replacement Therapy, Vascular and Mood Over-reactivity, and Mineral Imbalance».

Quelles alternatives à la pilule ?

> « La pilule a symbolisé cette formidable nouveauté de notre siècle. Cela ne signifie pas qu'il ne faille pas d'autres méthodes pour satisfaire ce besoin. »
>
> Étienne-Émile Baulieu, biochimiste, inventeur de la pilule du lendemain, *Génération Pilule*[1].

C'est la grande question que se posent beaucoup de femmes : existe-t-il une contraception aussi efficace et pratique que la pilule mais sans hormones ? Bonne nouvelle : oui. Mauvaise nouvelle : il en existe assez peu qui soient très efficaces et encore moins pour les hommes.

Le DIU cuivre, la contraception qui a le vent en poupe

Petit dispositif plastique en forme de T recouvert de fils de cuivres inséré dans l'utérus par un professionnel. Il tue les spermatozoïdes avant qu'ils n'aient le temps d'atteindre l'ovule. C'est la contraception sans hormones la plus efficace derrière la stérilisation.

Avantages : économique (une trentaine d'euros remboursés par la Sécurité Sociale pour cinq à dix ans d'utilisation), pratique (plus besoin de penser à sa contraception une fois qu'il est posé) et ultra-efficace.

Inconvénients : parfois très mal supporté (douleurs permanentes dans le bas-ventre ou le dos, apparition

1. *Génération pilule*, Odile Jacob, 1990.

d'acné ou de kystes réguliers aux ovaires). Provoque chez la plupart des femmes des règles plus longues et abondantes. Peut avoir des effets secondaires graves (perforation de l'utérus ou des trompes, infections pelviennes). Peut augmenter le stress oxydatif et générer des problèmes hormonaux en perturbant la balance cuivre-zinc dans le corps[1]. Peut provoquer ce que certains qualifient de « mini avortement » : le DIU peut détruire un ovule qui a été fécondé avant qu'il n'aille s'implanter dans l'utérus. En revanche, s'il arrive que l'ovule fécondé s'implante avec succès, le fœtus pourra se développer normalement si la femme se fait retirer le DIU et elle n'est en aucun cas obligée d'avorter comme c'est parfois recommandé.

Mythes : ne rend pas stérile. La douleur à la pose n'est pas systématique. Peut s'utiliser avec une coupe menstruelle.

Polémique : des études démontrent que les essais affirmant que le DIU n'augmente pas les risques de maladie inflammatoire pelvienne sont mal réalisés (conflits d'intérêts, biais majeurs, trop faibles échantillons) et ne permettent pas de cerner tous les problèmes que peut causer le DIU[2].

1. Arnal N. *et al.*, « Alterations in copper homeostasis and oxidative stress biomarkers in women using the intrauterine device TCu380A », *Toxicology Letters*, vol. 192, n° 3, 2010, p. 373-378. Imani S. *et al.*, « Changes in copper and zinc serum levels in women wearing a copper TCu-380A intrauterine device », *The European Journal of Contraception & Reproductive Health Care*, vol. 19, n° 1, 2014.

2. Gareen I. F., « Intrauterine devices and pelvic inflammatory disease », *Current Women'S Health Reports*, vol. 3, n° 4, 2003, p. 280-287. Gareen I. F. *et al.*, « Intrauterine devices and pelvic inflammatory disease : meta-analyses

Préservatif et diaphragme, de nets progrès sur le confort d'utilisation

Préservatif

Avantages : seule contraception à protéger des MST. Existe désormais en matériaux ultrafins qui diminuent fortement l'« effet plastique » et permettent de ressentir la chaleur corporelle. C'est la plus efficace des méthodes barrières.

Inconvénients : doit être parfaitement utilisé pour assurer une haute efficacité contraceptive. Peut diminuer le plaisir. Contient encore souvent des phtalates (perturbateurs endocriniens). Peut coûter cher selon les modèles. Doit parfois être couplé à un lubrifiant pour prévenir la rupture.

Diaphragme

Avantages : économique (moins d'une cinquantaine d'euros et se conserve généralement deux ans) et facile d'utilisation (existe aujourd'hui en plastique souple qui s'insère plié et se déplie une fois à l'intérieur pour se mettre en place).

Inconvénients : peut entraîner un léger inconfort (comme une légère douleur de règles) lors des six heures d'attente nécessaires avant le retrait post-rapport. Doit

of published studies, 1974 1990 », *Epidemiology*, vol. 11, n° 5, 2000, p. 589-597. Skegg D. C., « Evaluating the safety of medicines, with particular reference to contraception », *Statistics in Medicine*, vol. 20, n° 23, 2001, p. 3557-3569.

systématiquement s'utiliser avec un spermicide dont peu ne contiennent pas de produits chimiques. Son adaptation à la taille de votre col et votre aptitude à bien le mettre en place doivent idéalement être confirmées par un professionnel. Indice d'efficacité moins élevé qui peut ne pas convenir à toutes.

Mythes : n'est plus fait de plastique rigide comme auparavant, mais de matériaux qui imitent et captent souvent au mieux la chaleur corporelle, de sorte que le partenaire ne s'aperçoit souvent pas de la différence avec la paroi vaginale.

Idéalement, ces méthodes peuvent être complétées par une bonne connaissance de son cycle (méthode naturelle) pour savoir quand il est tout simplement possible de s'en passer.

Méthodes naturelles, pour certaines aussi efficaces que la pilule

Symptothermie, Billings, CLER, Creighton... Elles fonctionnent par connaissance du cycle féminin (examen des signes comme la température, la glaire cervicale ou la position du col de l'utérus) et permettent de savoir quand la femme ovule afin de déterminer ses périodes fertiles et ses périodes infertiles. Les spermatozoïdes pouvant vivre jusqu'à sept jours dans la cavité vaginale et la femme étant fertile cinq à six jours par mois, elles permettent de délimiter quelle période est à risque ou ne l'est pas [1]. En effet, en dehors de la période fertile,

1. La grande majorité des spermatozoïdes ne survivent pas au-delà de trois jours dans la cavité vaginale mais l'on retrouve des spermatozoïdes capables

la femme peut avoir des rapports non protégés sans risquer la grossesse.

Avantages : absence totale d'effets secondaires. Partage de la charge contraceptive (lorsque le compagnon doit opter pour le préservatif en période fertile). Totale autonomie après la période d'apprentissage. Une fois acquise, c'est une méthode de contraception applicable pour la vie. Connaissance du cycle qui permet d'aider à maximiser les chances de conception si désir de grossesse et de déceler rapidement les signaux précoces d'éventuels troubles/maladies. Convient également aux femmes aux cycles irréguliers, allaitantes ou en préménopause.

Inconvénients : motivation et implication personnelle forte nécessaires les premiers mois pour bien intégrer toutes les informations et subtilités de la méthode. Périodes fertiles qui nécessitent d'utiliser une méthode barrière ou de s'abstenir de pénétration. Plus difficile à appliquer pour les femmes ayant des horaires irréguliers.

Mythe : « les méthodes naturelles ne sont pas du tout efficaces » : aujourd'hui, certaines comme la symptothermie, sont aussi efficaces que la pilule si parfaitement appliquées. Ces méthodes n'ont rien à voir avec

de féconder (qui ont conservé leur tête) jusqu'à cinq jours après le rapport sexuel. Très rarement, des spermatozoïdes survivent jusqu'à sept jours après le rapport sexuel mais ils ne sont alors plus capables de féconder. Source : Pramod Kumar Saini *et al.*, « Study on persistence of spermatozoa and prostatic acid phosphatase in human vaginal tract », *Original Research Paper*, vol. 2, n° 4, 2016.

la méthode du calendrier ou la méthode Ogino qui ne prennent pas en compte les signes de l'ovulation mais calquent un « calendrier » prédéfini pour toutes les femmes alors que les cycles varient selon chaque femme et au cours de la vie.

Moniteurs de contraception, une alternative en plein développement

Sortes de mini-ordinateurs qui déterminent vos périodes fertiles selon votre température et/ou les taux d'hormones dans vos urines.

Avantages : simples d'utilisation, demandent peu d'investissement personnel (pas de méthode à apprendre).

Inconvénients : peu économiques (300 à 500 € le moniteur et à jusqu'à 35 €/mois pour les bandelettes de tests urinaires). Ils sont moins précis que certaines méthodes naturelles car ils ne prennent pas en compte l'analyse de la glaire cervicale.

Stérilisation et méthodes définitives, un choix radical de plus en plus plébiscité

Obturant, clippant ou ligaturant les trompes ou les canaux spermatiques, la stérilisation est la méthode de ceux qui ne désirent pas ou plus d'enfants.

Avantages : ne plus jamais avoir à penser à sa contraception.

Inconvénients : cas de légères douleurs permanentes ressenties après l'opération, chez les hommes comme chez les femmes. Certains implants de stérilisation sont soupçonnés d'entraîner de nombreux effets secondaires et font l'objet de milliers de plaintes aux États-Unis.

Les femmes qui viennent d'accoucher doivent aussi savoir que l'allaitement constitue une forme de contraception plutôt efficace [1]. Pour information, d'après notre sondage, parmi les femmes qui optent pour un nouveau moyen de contraception après avoir arrêté leur pilule :

33 % optent pour un DIU cuivre.

28 % pour le préservatif masculin.

9 % pour une méthode naturelle (6,2 % symptothermie, 2,5 % méthode du calendrier, 0,2 % Billings et 0,1 % moniteur de fertilité).

8 % pour un DIU hormonal.

5 % pour un implant hormonal.

2 % pour une stérilisation (principalement féminine).

Au total, 38 % optent pour des méthodes qui ne nécessitent peu ou pas d'avis médical, comme le préservatif, les méthodes naturelles ou le diaphragme.

Les questions à se poser pour choisir sa contraception

Afin de prendre connaissance des méthodes contraceptives disponibles de nos jours, vous retrouverez en annexe de ce livre des fiches qui détaillent l'efficacité, le

1. L'indice d'efficacité de l'allaitement comme moyen de contraception en utilisation parfaite est plus de deux fois supérieur à celui du préservatif masculin et son indice d'efficacité en utilisation courante est plus élevé que de nombreuses contraceptions hormonales comme la pilule ou le patch. Pour plus d'informations, rendez-vous en fin d'ouvrage sur les fiches détaillées sur chaque mode de contraception.

coût et les effets secondaires de chaque contraception, avec ou sans hormones. Réalisé de manière rigoureuse en reprenant les taux d'efficacités calculés par les études les plus indépendantes et exhaustives possible, ce classement a l'avantage d'inclure les méthodes naturelles sans les mettre toutes dans le même panier comme c'est systématiquement le cas. J'ai tenu à le créer car je n'ai trouvé son équivalent nulle part ailleurs.

Pour accompagner sa lecture, voici quatre questions essentielles à vous poser pour choisir au mieux votre contraception :

1 / Suis-je prête à envisager une grossesse en cas d'échec contraceptif ou est-ce totalement inenvisageable ? Si non, opter pour une méthode « très efficace ».

2 / Mon/mes partenaires sont-ils exempts de MST ? Si non ou si vous avez un doute, une protection avec préservatif sera toujours nécessaire.

3 / Suis-je prête à accepter un risque, même minime, pour ma santé ou des effets secondaires ? Si non, vous pouvez essayer le DIU cuivre mais seules les méthodes barrières et naturelles vous assurent une absence de risques et d'effets secondaires.

4 / Ai-je envie de partager, voire de déléguer, la charge contraceptive avec mon conjoint ? Si oui, se tourner vers le préservatif et/ou les méthodes naturelles.

Chaque femme, chaque couple, fera en fonction de ses besoins, envies ou convictions. Pour ma part, dès l'arrêt de la pilule j'ai opté pour le DIU cuivre mais ce fut une catastrophe et j'ai dû apprendre à sortir des sentiers battus de la contraception…

Mon expérience de la symptothermie

Comme beaucoup de celles qui ne veulent plus d'hormones, je voyais le DIU cuivre comme la « contraception de la dernière chance » (la seule méthode très efficace sans hormones qui figure dans les tableaux contraceptifs que nous présentent les autorités de santé). Pendant deux ans j'ai serré les dents et supporté des douleurs permanentes, un bas-ventre enflé, des règles très douloureuses et des kystes aux ovaires. Malgré mon engouement pour cette contraception, j'ai été forcée de me rendre à l'évidence : je ne la supportais pas. Dépitée, je suis donc partie en quête de mon Graal contraceptif : une contraception très efficace et sans effets secondaires. J'ai finalement opté pour une méthode naturelle : la symptothermie. Depuis un an, j'utilise avec succès cette méthode qui me permet de coupler haut niveau de sécurité contraceptive et respect de mon corps.

A contrario de l'idée que je m'en faisais, il m'a été très facile d'intégrer cette méthode. Grâce à un suivi de six mois avec une conseillère et en obéissant scrupuleusement aux consignes d'un manuel édité gratuitement en ligne par une fondation qui développe cette contraception depuis des dizaines d'années [1], j'ai appris à reconnaître trois signes qui m'indiquent quand j'ovule : ma glaire cervicale (*alias* « élixir ») [2], la position de mon col de l'utérus et ma température. Chaque mois j'entre ces observations dans une application mobile gratuite. Je note la date de début de mes règles, puis je prends ma température le matin une petite dizaine de jours par mois et j'observe l'élixir qui se retrouve sur le papier toilette. Sa couleur et sa texture m'indiquent que l'ovulation approche ou vient de se produire. La palpation du col renforce mes observations. Enfin, quand la température monte, c'est que l'ovulation s'est produite (la progestérone entre en scène et fait automatiquement augmenter la température). J'entre alors dans la seconde phase de mon cycle, le col de l'utérus se referme complètement et je peux avoir des rapports sexuels non protégés sans risquer la grossesse.

Avec l'expérience, je peux n'avoir à prendre ma température que dix jours par mois et observer mes sécrétions se fait très facilement. L'application mobile calcule tout pour moi et m'indique quand je dois me protéger (avant, pendant et après l'ovulation [3]). J'utilise alors le préservatif

1. Fondation SymptoTherm, « La symptothermie complète », disponible sur <sympto.org>.

2. Ce qu'on appelle communément « pertes blanches » est en réalité souvent de la glaire cervicale sécrétée par le col de l'utérus à l'approche de l'ovulation pour favoriser le passage des spermatozoïdes jusqu'aux trompes. On appelle aussi cette glaire « élixir » car elle constitue un véritable « élixir de vie » pour les spermatozoïdes.

3. Ce calcul s'effectue selon de nombreux paramètres et avec des marges de sécurité larges établies selon des règles strictes afin d'assurer une efficacité

et parfois le diaphragme pendant les jours les moins à risque. En tout, ces observations me prennent trente secondes par jour dix à quinze jours par mois. Vraiment rien de sorcier. Et absolument rien à voir avec la fameuse méthode Ogino qui a totalement décrédibilisé les méthodes naturelles en voulant calquer un «calendrier-type» sur chaque femme sans observation des signes de l'ovulation (sécrétion, température et col), ce qui est forcément peu efficace puisque la date d'ovulation varie d'une femme à l'autre et chez la même femme. Avec le temps et une bonne connaissance de son cycle, on peut n'avoir à se protéger que dix jours par mois, le bénéfice est énorme. Et grâce aux nouvelles gammes de préservatifs ultrafins en polyuréthane, qui permettent de mieux ressentir la chaleur et les sensations, c'est loin d'être aussi inconfortable qu'auparavant. De cette manière, les femmes qui ne veulent ou ne peuvent opter pour une contraception hormonale ou un DIU disposent d'une contraception fiable, sans aucun effet secondaire et qui permet de faire l'amour sans protection jusqu'à vingt jours par mois. C'est aussi féministe (le partenaire participe) et en utilisant parfaitement le préservatif, l'efficacité est très élevée. Personnellement, je n'ai donc aucun regret d'avoir troqué les 99,5 % d'efficacité de la pilule et du DIU que je payais de leur lot d'effets secondaires contre les 98 % de la symptothermie couplée au

maximale. Il est pris en compte que les spermatozoïdes survivent jusqu'à cinq jours dans la cavité vaginale et qu'une fécondation est encore possible dans les trois jours qui suivent l'ovulation.

préservatif. Ma santé, mon plaisir et mon confort sont bien plus importants à mes yeux que cette différence d'efficacité d'1,5 %. De plus, désormais, je me connais si bien que je saurais reconnaître mon ovulation même sans thermomètre ni application. J'ai donc une contraception à vie qui ne me rend dépendante de rien ni personne. Je peux même la transmettre à d'autres femmes. Bref, je me sens plus forte, plus confiante et surtout je me respecte. Je suis sortie de ma caverne de Platon.

Comme des milliers d'autres femmes qui font la même expérience, j'aurais aimé connaître cette méthode plus tôt pour m'épargner les nombreux problèmes de santé que m'ont causés la pilule et le DIU. D'ailleurs, comme l'explique Martin Winckler, les méthodes naturelles « sont victimes d'idées reçues véhiculées par la presse, le grand public et la plupart des médecins. Elles seraient passées de mode, inefficaces, réservées aux personnes opposées à toute forme de contraception. Or ces idées reçues sont toutes erronées. Utilisées avec assiduité, elles sont très efficaces et présentent l'avantage certain de ne pas nécessiter de recourir au médecin. [Les couples qui les utilisent] ne méritent ni ironie ni opprobre et certainement pas le mépris que leur opposent de très nombreux médecins [1]. »

Mais je ne sais pas si j'aurais osé « affronter » ce risque étant plus jeune. En effet, la question ne se pose pas de la même manière pour une étudiante célibataire de vingt

1. Martin Winckler, *Contraceptions, mode d'emploi*, J'ai lu, 2007.

ans et pour une femme en couple qui a dépassé la trentaine. Le fait qu'une éventuelle grossesse ne représente pas un drame mais plutôt un joli cadeau permet de se tourner avec plus de facilité vers des méthodes comme les méthodes naturelles. Il est compréhensible qu'une très jeune femme ne souhaite pas laisser place à une possible « erreur humaine ». Ceci dit, plus les femmes deviennent fortes et imposent leur vision, moins elles acceptent de souffrir pour leur contraception. Ainsi, j'ai été surprise de rencontrer de très jeunes femmes de dix-sept ou dix-neuf ans qui refusent catégoriquement de prendre des hormones ou de placer un corps étranger dans leur utérus. Certaines en sont venues à cette conclusion après un bref essai d'une contraception hormonale, d'autres dès le début de leur vie sexuelle. Ces jeunes femmes couplent avec succès le préservatif et les méthodes naturelles et elles m'ont surprise par leur détermination à ne pas se laisser imposer quoi que ce soit quant à leur corps. Elles incarnent l'avenir du féminisme et auraient parfois bien des leçons à donner à leurs aînées. En effet, pour elle, rien de plus naturel que de se respecter, sans concessions.

Car, c'est tout l'objet de ce livre, la contraception doit devenir un choix totalement personnel et éclairé. Vous devez être lucide sur ce que vous êtes prête à accepter pour ne pas tomber enceinte. Vous n'avez pas forcément à accepter des effets secondaires à vie. Vous avez le droit de faire passer votre avis et votre pleine santé en premier. Vous avez le droit de refuser qu'un médecin vous impose un type de contraception en prenant uniquement en compte l'indice d'efficacité et non les éventuels effets secondaires qui peuvent gâcher votre vie. Martin Winckler le rappelle, « rejeter la réalité d'un symptôme est une première violence qui laisse entendre que le patient se trompe sur ses propres perceptions ou, pire, qu'il ment délibérément. La seconde violence consiste à refuser de chercher une solution [1]. » Aussi, vous avez le droit de changer de médecin si ce dernier n'écoute pas attentivement vos souhaits ou vous dit que les effets secondaires sont dans votre tête. La contraception la plus efficace sera celle que vous choisirez, pas celle qu'on vous imposera.

Vous n'avez pas à être seule à assumer la charge contraceptive parce que vous êtes une femme. N'oubliez jamais qu'il s'agit de votre corps : les injonctions d'individus tiers n'ont pas à vous contraindre. Bien sûr, en cas d'échec contraceptif, c'est vous qui tomberez enceinte, aussi soyez lucide. Si vous n'arrivez pas à vous investir dans une contraception et que vous ne souhaitez pas d'hormones, choisissez celles qui ne demandent aucun investissement personnel (DIU, préservatif, etc.). D'ailleurs, réjouissons-nous, il se pourrait bien que dans un avenir proche nous ayons encore plus d'alternatives à notre disposition.

1. Winckler M., *Les brutes en blanc*, Flammarion, 2016.

Les contraceptions masculines et les contraceptions du futur

Jusqu'à maintenant, les seules contraceptions masculines restent le préservatif et la stérilisation, ce qui limite drastiquement les choix. Les femmes restent impliquées dans 90 % des usages contraceptifs [1]. Or, comme l'expliquait en 2014 Carl Djerassi, inventeur du progestatif qui a composé la première pilule, « l'absence de pilule pour les hommes n'a rien à voir avec la science, on sait exactement comment la développer mais il n'existe pas une seule boîte pharmaceutique qui accepterait d'y toucher, pour des raisons économiques et sociales, mais pas scientifiques ». À l'instar de Carl Djerassi, certains avancent que la biologie masculine rend plus ardu le développement d'une contraception pour homme, qu'il est plus difficile de stopper « un œuf par mois [que] 250 millions de spermatozoïdes par éjaculation [2] ». De nombreux spécialistes rappellent toutefois que cette vision est plutôt la marque d'une longue tradition médicale misogyne que d'un réel problème. Dans les années 1990, les scientifiques qui travaillaient sur la contraception masculine se sont plaints d'être considérés comme « des scientifiques de seconde zone [3] » et cet état d'esprit semble encore présent. Bien qu'il représente

1. Verma Liao P., « Half a century of the oral contraceptive pill, Historical review and view to the future », *Canadian Family Physician*, vol. 58, n° 12, 2012, p. 757-760.

2. Entretien avec Morton Hair, chercheur à l'hôpital Saint Mary, université de Manchester, BBC News, 25 octobre 1998, cité dans Oudshoorn N., *The Male Pill*, Duke University Press, 2003, p. 9, et dans Asbell B., *ThePill*, *Random House*, 1995, p. 341-346.

3. Oudshoorn N., *The Male Pill*, p. 25-27.

un des progrès médicaux qui ont eu le plus de répercussions sur nos sociétés ces soixante dernières années, le sujet intéresse peu et manque de « prestige ». Mais, preuve que les femmes souhaitent ardemment rétablir l'égalité contraceptive, de nos jours, les chercheurs qui travaillent sur la contraception masculine sont majoritairement… des chercheuses !

En dépit de ces obstacles, la recherche contraceptive semble enfin sortir de son long sommeil. Ainsi, des contraceptions masculines pourraient être mises sur le marché d'ici deux à dix ans : implant, gel hormonal, ultrasons et même minivalve qui bloque ou libère les spermatozoïdes en actionnant une sorte d'interrupteur « on/off » implanté dans les canaux des testicules.

D'autres contraceptions masculines sont déjà efficaces (en dernière phase de tests) et pourraient prochainement arriver sur le marché : le Vasalgel, inventé dans les années 1980 (« stérilisation réversible » qui bouche le canal par lequel passent les spermatozoïdes en y injectant un gel qu'on peut par la suite retirer), la pilule (plusieurs molécules prometteuses testées dans les deux années à venir) et les injections hormonales (testées avec succès mais dont les essais ont été cessés pour cause d'effets secondaires pourtant similaires à ceux de la pilule féminine). Parmi les autres pistes, certains médecins envisagent d'isoler, chez l'homme, des gènes responsables de l'infertilité pour agir, de manière réversible, sur les spermatozoïdes. D'autres encore voudraient créer une sorte de « vaccin immunocontraceptif » qui parviendraient, en jouant sur nos gènes, soit à supprimer l'activité des hormones de la reproduction, soit à induire des anticorps anti-spermatozoïdes ou anti-ovocyte.

Côté femmes, Kristina Gemzell-Danielsson, de l'Institut Karolinska en Suède planche sur une nouvelle contraception hormonale « light » qui agirait de manière précise sur la muqueuse utérine (plutôt que sur l'ensemble de l'appareil reproducteur). Le produit, inspiré de la pilule du lendemain, n'agit que sur les récepteurs de la progestérone et rend l'utérus inhospitalier pour l'embryon. Agissant de manière plus ciblée que la pilule œstroprogestative, et uniquement durant une partie du cycle, cette contraception permettrait de réduire les effets secondaires. Elle a déjà été testée sur les humains avec succès.

Enfin, les plantes et les végétaux sont une piste prometteuse pour de futurs contraceptifs. Des dizaines de plantes étaient utilisées dans les temps anciens en Inde en guise de contraceptifs et forment des pistes très sérieuses envisagées par l'OMS car leur efficacité a été prouvée scientifiquement et qu'elles n'entraînent pas ou peu d'effets secondaires [1]. Des ovules contraceptifs à base d'huiles essentielles [2] (qui se placent dans le vagin une

1. Khan S. M. A. *et al.*, « Evidence based approach to unani contraceptives : a review », *International Journal of Reproduction, Contraception, Obstetrics and Gynecology*, vol. 5, n° 2, 2016, p. 268-275.

2. Belaïche P., Girault M., *Traité de phytothérapie et d'aromathérapie*, t. III. *Gynécologie*, Maloine, 1979.

heure avant le rapport) sont également utilisés par certaines femmes avec satisfaction mais leur efficacité n'a fait l'objet d'aucun test scientifique. Enfin, récemment, l'université de Berkeley a annoncé qu'elle travaillait à une méthode de contraception unisexe à base d'actifs végétaux qui bloquent le processus chimique permettant aux spermatozoïdes de cheminer jusqu'à l'ovule[1]. Pouvant être développée sous forme de patch, de pilule ou d'anneau, ces contraceptions contiendraient de la primesterine (issue d'une plante chinoise) et du lupéol (qu'on retrouve dans la mangue ou l'aloe vera). Malheureusement, la plupart des recherches concernant des alternatives contraceptives, notamment masculines, ont déjà trop traîné et les industriels continuent à se montrer peu enthousiastes.

1. Mannowetz N. *et al.*, « Regulation of the sperm calcium channel CatSper by endogenous steroids and plant triterpenoids », *Proceedings of the National Academy of Sciences*, vol. 114, n° 22, 2017.

V
La contraception, entre intimité et choix de société

> L'histoire des Françaises « est celle d'une longue lutte sans cesse recommencée pour être reconnues comme des personnes humaines. [...] Aujourd'hui, elles sont optimistes. C'est tout juste si elles ne crient pas : "On a gagné !" – ce qui serait un peu prématuré. Les scénarios pour l'avenir ne sont pas forcément roses. »
>
> Françoise Giroud [1].

Ce livre a été écrit dans une perspective constructive et non polémique. En plus de poser un constat, il cherche à comprendre. Des dizaines d'ouvrages, des centaines d'articles, études scientifiques, sociologiques et historiques m'y ont aidé. C'était nécessaire. Malheureusement, les

1. Giroud F., *Les Françaises, de la gauloise à la pilule*, Fayard, 1999.

études scientifiques disent parfois ce qu'on veut bien leur faire dire. Même bien réalisées, elles omettent des pans entiers de la réalité : les souffrances qui se cachent derrière les statistiques, l'intime, le non-dit et tout ce qui nous échappe parce que nous ne l'avons pas encore découvert. Les experts sont faillibles. Ils ne se rendent pas toujours compte qu'ils sont pétris de certitudes empreintes de conventions sociales. Enfin, les médecins sont loin de tous mettre à jour leur savoir et d'avoir la science infuse qu'on leur prête. Malgré tout cela, la parole des patientes continue à peser faiblement face aux certitudes des experts. Autrement dit, difficile de ne pas voir dans le discours dominant sur la pilule la preuve qu'il y a quelque chose de pourri dans nos sociétés autour de la place des femmes.

Ce que la contraception hormonale dit du degré d'émancipation des femmes :

> « Les femmes, contrairement à ce qu'elles prétendent, ne se sont pas émancipées du contrôle que la société exerce sur leur corps et leur sexualité. Elles ont troqué un Maître (père, époux, prêtre…) pour un autre, représentant le pouvoir technoscientifique prométhéen censé veiller sur leur corps forcément détraqué. […] Pire, les femmes sont les pires ennemies des femmes : faire prendre la pilule à sa fille, recruter ses bonnes copines revient à se rendre complices de leur soumission, tout comme les femmes sont complices des excisions des plus jeunes dans d'autres cultures. […] Pourquoi ne trouve-t-on pas le début d'un commencement d'équivalent d'un tel contrôle du corps masculin et d'une telle soumission chez les hommes ? »
>
> Annette Lexa, toxicologue santé-environnement, *Le dépistage du cancer du sein, dernier avatar de la misogynie médicale, L'intérêt du dépistage du cancer du sein n'est pas scientifiquement prouvé*, Cancer Rose.fr, 2015.

Lors de la rédaction de cet ouvrage, je me suis plus que jamais astreinte à « penser contre moi-même ». Il y va de mon éthique professionnelle. Nous sommes tous pétris de nos expériences personnelles et un journaliste doit veiller à ce que cela n'aveugle pas ni ne limite son regard. J'ai donc lu tout ce qui me passait sous la main. Les études, les livres qui portent un discours rassurant sur la pilule, expliquent la balance bénéfice/risque. Les scientifiques, les médecins, les toxicologues, les pharmaciens, les cancérologues, les gynécologues, les catholiques, les femmes. Pour comprendre chaque parcelle du sujet, ne rien oublier, avoir la vision la plus complète et nuancée possible. Cela aurait pu me conduire à tenir, empaquetés dans une sorte de neutralité prétendument déontologique, des propos tièdes où je me serais contentée de présenter l'avis des uns et des autres. Mais le tableau que j'ai vu se peindre sous mes yeux m'a fait prendre une toute autre direction.

Il est très désagréable de prendre conscience du fait que ce qui devait être l'instrument de notre liberté pose aujourd'hui presque plus de problèmes qu'il n'en résout. Les preuves s'accumulent. Quand allons-nous les voir ? J'ai moi-même dû relire certaines informations à plusieurs reprises pour être certaine de ne pas halluciner. Je me suis souvent demandé comment nous avions pu laisser les choses se dérouler ainsi. Comment nos sociétés pouvaient-elles se montrer aussi irresponsables ? Je me suis parfois même demandé dans quoi je m'étais embarquée. Malgré l'honnêteté de mes investigations, n'allais-je pas ruiner ma carrière et être couverte d'opprobres en divulguant ces informations ? Ce livre n'était pas encore publié qu'il déclenchait déjà des réactions épidermiques. Le sujet est si tabou que seuls quelques interlocuteurs courageux ont accepté mes demandes d'interview. Les autres se sont défilés ou m'ont répondu à condition que je préserve leur anonymat. La majorité des médecins et des scientifiques étaient extrêmement mal à l'aise face à mes questions. À court d'arguments quand je confrontais leur discours aux faits exposés dans ce livre, beaucoup coupaient court : « Toutes les vérités ne sont pas bonnes à dire, d'autres vont s'en servir pour faire reculer les droits des femmes. » « Pas envie de risquer ma carrière uniquement pour vous répondre. » « Bien que ce que vous dites soit vrai, vous allez au casse-pipe, vous allez vous faire broyer, ma chère. » Mais j'ai décidé de ne pas reculer. Je le dois à toutes les femmes qui n'auraient pas le loisir de passer une année à s'informer comme je l'ai fait. Toutes ces femmes qui ne liront jamais des études scientifiques en anglais durant des semaines, qui ne peuvent imaginer ce qui se cache parfois derrière certains paravents scientifiques.

Pourtant, je ne suis pas la première à aborder le « dossier pilule ». Beaucoup partagent ce constat des aspects misogynes ou dangereux de la pilule. Mais ils s'arrêtent trop souvent là et enjoignent aux femmes d'utiliser les méthodes naturelles couplées à une abstinence très valorisée. La limite de ces livres, majoritairement écrits par des hommes, c'est qu'ils ne savent pas ce que cela fait d'être celle qui risque concrètement la grossesse. J'aimerais avoir, comme eux, la certitude que les méthodes naturelles sont adaptées à chacune. Que, si elles étaient inculquées aux jeunes femmes dès le plus jeune âge, cela résoudrait une bonne fois pour toutes le « problème contraceptif ». Mais il semblerait que pour de nombreux couples modernes, l'abstinence ou l'utilisation de méthodes barrière n'apparaisse pas comme une solution envisageable à long terme.

Nous pouvons donc penser ce que nous voulons mais nous n'avons pas à mettre un point final à l'idée d'évolution contraceptive sous prétexte que toutes les tentatives précédentes sont imparfaites. La pilule et les contraceptions hormonales ont apporté de très bonnes comme de très mauvaises choses. Elles troquent le risque de grossesse contre la roulette russe des effets secondaires. Elles font prendre des risques, parfois intolérables, à des jeunes femmes en parfaite santé mais elles apportent également une efficacité que beaucoup apprécient. Alors, certes, nombreux seront ceux qui clameront que toute tentative d'enrayer « ce pour quoi nous sommes faits » se paie. Que nous devons nous y contraindre. Je m'efforce d'avoir une vision plus progressiste et optimiste. Oui, je crois la nature merveilleusement bien conçue. Elle recèle de nombreux mystères qui nous posent des questions métaphysiques vertigineuses. Mais, je me rappelle aussi que cette même humanité croyait auparavant inéluctables les maladies qui limitaient notre vie à une cinquantaine d'années. Heureusement qu'à l'époque certains rêveurs, certains « fous » ont persisté à lutter contre le « cruel destin ». Et il n'y a pas de raison qu'il n'en soit pas ainsi pour la contraception.

Beaucoup de femmes aiment avoir des enfants et continuent d'en avoir malgré les souffrances et les difficultés. Dans les années 1960, elles ne voulaient plus de l'angoisse des grossesses non désirées et elles ont obtenu ce droit. Mais ce qu'on prenait pour une solution miracle s'est avéré une solution imparfaite parmi d'autres. Soixante ans après sa création, la pilule n'a absolument pas réglé la question de l'égalité des sexes. En effet, comment ambitionner cet objectif avec des outils qui diminuent précisément la force vitale des femmes ? C'est pourquoi aujourd'hui les femmes attendent qu'on développe des moyens de maîtrise de la fertilité avec les mêmes efforts que ceux prodigués dans d'autres domaines. Face au nombre grandissant de personnes touchées par la maladie d'Alzheimer, plusieurs plans nationaux de santé publique ont vu le jour. De même pour les cancers. À quand un plan gouvernemental pour la contraception ?

Accepter de dégrader sa santé pour compenser une situation inégalitaire ou le paradoxe de la pilule

Nous trouvons merveilleux que les femmes portent la vie mais, paradoxalement, nous le leur faisons payer. Vous ne pouvez pas être disponible comme un homme à cause de vos grossesses ? Carrière freinée. Salaires 12 % moins élevés. Les femmes savent ce qui les attend si elles ne prennent pas de contraception et c'est pour cela qu'elles en acceptent les risques. Si les hommes avaient fait en sorte de partager à égalité la charge parentale, les femmes pourraient envisager d'être leurs égales. Mais la réalité est toute autre. Les femmes réduisent donc drastiquement leur fertilité pour « gommer » cette différence fondamentale qui les pénalise. Les hommes se montrent encore réticents à l'idée de perturber leur système reproducteur mais les femmes doivent le faire, tout naturellement. La puissance masculine semble intouchable, sacrée. Son pendant féminin n'a même pas idée de s'offrir ce luxe. Là où la femme est jugée imprudente ou sotte, aucun jugement comparable n'est adressé à l'homme. L'acte se fait à deux mais ses conséquences ne se partagent pas. Il semble communément admis que ce soit toujours à la femme de faire attention. Tout semble systématiquement retomber sur elle, comme si l'homme s'était soudain évanoui du tableau. En somme, la femme est toujours responsable. Y compris des agissements de son compagnon. Si elle n'est pas assez « réaliste » pour le comprendre, on se chargera de le lui rappeler.

De même, pour mener de front vie personnelle et professionnelle, les femmes modernes croulent sous ce qu'on appelle la « charge mentale » : une longue liste de choses à faire et auxquelles penser quotidiennement qui phagocyte sans cesse leur esprit. Parce que leur « libération » est récente, elles doivent en faire deux fois plus que les hommes pour compenser une organisation sociale peu adaptée à une société où la mère travaille tout comme le père. Les femmes qui travaillent supportent donc encore la majeure partie des tâches familiales et surtout, y pensent en amont. Débordées, en surchauffe, elles paient elles-mêmes le prix de leur libération en assumant un double rôle permanent et épuisant. Pour beaucoup, la situation est si tendue et insupportable qu'elles préfèrent prendre la pilule, malgré les risques pour leur santé et les effets secondaires, plutôt que de tomber enceinte à nouveau. Or, si elles n'avaient pas à assumer ces doubles journées, les femmes seraient moins angoissées à l'idée de tomber enceinte. C'est pourquoi, si nous voulons que les femmes arrêtent d'accepter de jouer à la roulette russe avec leur santé à cause de la contraception, il faudra, entre autres, que la société fasse en sorte qu'avoir un enfant ne soit plus un fardeau dont seules les femmes ont la charge. Et cela commence au sein même du foyer.

Beaucoup de femmes demandent à leurs compagnons qu'ils partagent avec elles à parfaite égalité les tâches ménagères et familiales. À parfaite égalité, c'est-à-dire sans les placer d'office dans le rôle de « responsable en titre du travail domestique » qui doit dire quand et quoi faire. Les hommes devront apprendre à emmener aussi souvent qu'elles les enfants à l'école, à penser à faire à manger, à prendre le rendez-vous médical pour le petit dernier. Ils ne diront plus « il fallait me le demander ! » quand leur femme leur reprochera de ne pas avoir accompli telle ou telle tâche. Ils arrêteront d'attendre des remerciements dès qu'ils nettoient les toilettes ou changent une couche : tout cela devrait être normal. L'État aussi doit pleinement jouer son rôle. En agissant en sorte que chaque couple qui veut placer son enfant en crèche n'ait pas à attendre des mois et à sacrifier la carrière de l'un ou de l'autre, généralement de la femme. Le monde de l'entreprise également. Qui considère encore les femmes comme moins compétentes à cause de leurs grossesses, alors qu'elles sont souvent plus diplômées.

Car, finalement, ce que la contraception moderne propose aux femmes depuis plus d'un demi-siècle, c'est d'endurer des effets secondaires pénibles et de prendre des risques pour leur santé afin de mieux faire face à un monde inégalitaire. Mais, prendre sur soi pour compenser une organisation sociale misogyne n'a rien d'une liberté. C'est une adaptation, un instinct de survie. Un pis-aller qui doit rester provisoire. Comment peut-on continuer à accepter cette double peine ? Comment peut-on se résigner de la sorte ? C'est un fait sur lequel chacune d'entre nous doit profondément réfléchir. Car estimer que ce que nous avons est « déjà assez bien », accepter sans broncher certains sacrifices alors qu'il existe d'autres possibilités est une attitude de soumission, de démission.

Une passivité féminine culturelle qui freine la conquête de nouveaux droits

Entre doubles journées, remarques déplacées et discriminations, les femmes subissent, aujourd'hui encore, de nombreuses injustices. Ajoutez-y en plus les effets secondaires de la pilule et des rendez-vous médicaux parfois humiliants et culpabilisants et vous comprendrez mieux à quoi ressemble la prétendue égalité entre homme et femme en 2017. Malgré tout, beaucoup semblent se résigner à cette situation. Et pour cause, les femmes ne sont réellement libres que depuis peu de temps. Leur longue histoire pèse de tout son poids sur leur capacité à imposer leurs volontés. Tout au long des siècles qui nous précèdent, la femme s'est vue confinée au foyer, confisquer tout moyen matériel, littéralement privée d'autonomie. Par instinct de survie, elle s'est mise à adopter les qualités qu'on souhaitait qu'elle ait.

Si, à travers les âges, l'homme a eu le choix de modeler sa vie, la femme, elle, était immuablement écartée de la vie en société. Transmise de père à époux, sa qualité d'incubateur des futurs descendants mâles qui perpétuent la lignée constituait sa principale valeur. Depuis la création du foyer, du mariage et de la filiation, les pères ont peur que « leur » femme « couche ailleurs » et que l'enfant à naître ne soit pas le leur. Globalement, ils ont craint qu'en ayant une sexualité totalement libérée, la femme le soit également. Ils ont donc cherché à contrôler de nombreux aspects de sa vie et tout un système de domination sociale a été mis en place. Système que les femmes servent parfois elles-mêmes (comme le rappelle Peggy Sastre [1]), notamment pour rappeler aux plus jeunes qu'il vaut mieux qu'elles restent « sages » et suivent les « règles » sinon il leur en coûtera cher (exclusion totale de la société, indigence, opprobre publique).

1. Sastre P., *La domination masculine n'existe pas*, Anne Carrière, 2015.

Les prétendues qualités de douceur et de don de soi qu'on leur prête comme naturelles (et qui leur font accepter ces doubles journées insupportables) sont donc plus certainement le fruit de leur « domestication ». Le fruit d'un dévouement culturel appris. Ces « vertus » ont longtemps été le seul moyen qu'avaient les femmes de se valoriser et elles les ont intégrées pour coller au plus près de ce qu'on attendait d'elles. À leur détriment parfois. Au risque de passer pour des sottes, souvent. Voire en se marchant les unes sur les autres. La solidarité féminine en a donc pris un grand coup et quelques décennies de progrès sociaux n'ont évidemment pas suffi à transformer radicalement des siècles de domination masculine.

Le fait que cette véritable castration chimique que représente la pilule soit aussi communément acceptée et valorisée en est une des preuves les plus flagrantes. Jusqu'alors, l'information était peu connue et notamment des patientes. Aujourd'hui qu'elle commence à se répandre, va-t-on assister à un réel chamboulement ou va-t-on continuer à trouver normal d'amputer le désir féminin ? Les débats houleux qui avaient suivi les premiers essais sur un Viagra féminin en 2015 montrent combien la sexualité féminine nourrit encore parfois des fantasmes qui n'ont rien à envier à ceux dont on affublait les femmes soupçonnées de « sorcellerie » au Moyen-Âge. Certains exprimaient la crainte que les femmes se transforment en « nymphomanes », qu'elles « baisent trop », ou « pas comme il faudrait », alors que la question ne s'est pas posée une seule seconde quand il s'est agi de mettre sur le marché un Viagra pour hommes. La FDA elle-même a annoncé qu'elle hésitait à autoriser le médicament car il pourrait « bouleverser l'ordre de la société » (puis a fini par l'autoriser en 2016). Nous ne sommes toujours pas sortis de ce cadre social modelé par les vieilles logiques misogynes : la femme doit encore rester discrète sous peine de « bouleverser l'ordre social ».

Heureusement, l'histoire montre que les femmes finissent toujours par se libérer. Au fil des siècles elles détricotent tous les interdits qui leur ont été injustement imposés. Mais aucune de ces victoires, aucun droit des femmes n'ont été conquis sans rencontrer d'immenses résistances de la part de ceux qui se satisfont d'une situation qui les avantage. C'est particulièrement vrai dans le cas de la contraception qui mêle l'intime aux enjeux de société. Aussi, mesdames, si nous voulons prendre toute notre place et ne pas avoir à accepter l'inacceptable pour y parvenir, nous allons devoir apprendre à lutter contre cette passivité culturelle qui nous oblige à la discrétion et au silence. Pour cela nous devons arrêter d'avoir honte, arrêter de ne pas oser demander plus, arrêter de faire passer les autres avant nous. Si nous ne le faisons pas pour nous, faisons-le au moins pour nos filles.

La prochaine étape sera donc celle du partage de la charge contraceptive et la mise en application de méthodes qui ne rendent pas le corps plus mal en point qu'il ne l'était au départ. Des évolutions qui, comme nous l'apprend l'histoire, se font souvent de manière lente et difficile, notamment quand elles impliquent de repenser la médecine…

Quand les mentalités ne sont pas prêtes, les preuves ne suffisent pas toujours

Un exemple historique illustre parfaitement ce qu'il peut se passer quand nous refusons de nous remettre en question. Avant 1850, de nombreuses femmes mourraient des suites de leur accouchement dans les hôpitaux. À Vienne, en Autriche, l'accoucheur Ignace Semmelweis remarque que les femmes meurent beaucoup plus des suites de leur accouchement dans un service de maternités que dans l'autre. Il se rend compte que, dans celle où les femmes décèdent plus, les étudiants en médecine autopsient régulièrement des cadavres de femmes mortes en couche de fièvre puerpérale (une infection qui survient après un accouchement ou une fausse couche). Il comprend qu'en touchant des cadavres puis en allant ensuite examiner avec leurs mains sales les femmes qui accouchent, ils doivent transmettre quelque chose qui augmente les décès. Quelques années avant Pasteur, Ignace Semmelweis avait donc découvert le principe de l'asepsie. Il avait compris qu'il existe des micro-organismes, invisibles à l'œil nu, qui se transmettent d'une surface à une autre et permettent la transmission des maladies. En 1847, il demande donc aux étudiants de se laver les mains et le taux de mortalité du service chute de façon spectaculaire. Un an plus tard, il étend cette exigence aux instruments utilisés lors de l'accouchement. Cela fait quasiment disparaître les cas de femmes enceintes qui meurent de fièvre puerpérale. Malheureusement, cette découverte est ignorée et méprisée par la plupart de ses confrères. Ces derniers persistent à penser que se laver les mains n'est pas une priorité. Cette idée de « purification » des mains relevait de la « superstition », du « religieux ». Les dogmes médicaux alors en place datent de l'époque grecque : toute maladie résulte d'un déséquilibre intérieur entre les humeurs (le sang, la lymphe, la bile et l'atrabile). Cette théorie d'éléments extérieurs invisibles est incongrue, impensable. Un entêtement absurde qui fera perdre la vie inutilement à des milliers de patients. Jusqu'à ce que Pasteur les convainque à son tour, quelques années plus tard. Semmelweis a pourtant tout fait pour les convaincre. Il a multiplié les tests sur les animaux. En appliquant sa technique toute simple, il ramène près de zéro le nombre de femmes qui meurent de fièvre puerpérale dans les services qu'il dirige. Pendant les vingt années qui suivent sa découverte, il n'aura de cesse de prouver la validité de sa théorie. Il donne des conférences, publie officiellement sa découverte. Mais il est trop en avance sur son temps. Ce qu'il a découvert bouleverse les théories académiques et bouscule l'ego des médecins influents. Beaucoup refusent de reconnaître publiquement qu'ils ont tort et que Semmelweis a raison depuis le début. Cette découverte remet en question l'ensemble de leur façon de penser la santé.

Dix-huit ans après sa découverte et après un long combat contre l'absurdité de ses collègues, le docteur Semmelweis finit malheureusement en paria du monde médical. Il tombe en dépression et est interné dans un asile psychiatrique où il décède quinze jours plus tard.

Quand idéologues et religions détournent les combats féminins pour servir leurs intérêts

> « Femmes, soyez soumises à vos maris, comme au Seigneur ; car le mari est le chef de la femme […] Je ne permets pas à la femme […] de prendre de l'autorité sur l'homme […] elle doit demeurer dans le silence. »
>
> « C'est la femme qui séduite, s'est rendue coupable de transgression. […] Elle sera néanmoins sauvée en devenant mère, si elle persévère avec modestie dans la foi, dans la charité, et dans la sainteté. »
>
> Épître aux Éphésiens, 5, 22-24,
> Première Épître à Timothée, 2, 11-14 et 2, 15.

Les femmes commencent à comprendre que la pilule n'est pas l'émancipation qu'elles attendaient. Ayant senti le vent tourner, certains en profitent pour tenter de récupérer cette tendance à leur profit. Ils voient dans la désaffection des femmes envers la pilule, le moyen de servir leur idéologie. De ramener le foyer et les enfants au centre de la vie des femmes. Des religions, des courants de pensée, des idéologues de tout bord se réjouissent de voir que la pilule est de plus en plus critiquée. Eux qui la conspuent depuis toujours jubilent de voir ces foules de jeunes femmes en colère. Ils y voient l'occasion d'attirer à eux de nouvelles ouailles et leur comportement est parfois pervers et habile.

Ils attaquent la pilule depuis ses débuts et aujourd'hui l'histoire leur donne raison. Ils mettent en avant l'écologie, les ravages d'une chimie qui manipule le vivant. Très bien. Mais, ce qu'ils ne disent pas, c'est que derrière ces arguments s'en cachent d'autres, bien moins altruistes et très dangereux pour les droits des femmes. S'ils critiquent aussi virulemment la pilule, c'est aussi parce qu'ils considèrent que les femmes doivent rester à « leur place ». Dans le rôle qu'eux, ou leur Dieu, lui ont attribué. De manière adroite, ils se mêlent à ce mouvement de femmes sous prétexte qu'ils clament la même chose depuis des années. Ils prétendent être « de leur côté ». Ce qu'ils taisent, c'est qu'ils ne sont pas uniquement contre la pilule, ils sont contre toute tentative d'émancipation de la femme. Ils sont bien souvent contre tout moyen de contraception. Ils considèrent que Dieu ou la nature ont prévu que la femme enchaîne grossesse sur grossesse et qu'elle doit vivre ainsi et l'accepter. Certains courants religieux ou adeptes d'une vie la plus « naturelle » possible profitent de la crise de la pilule pour tenter de propager leur vision rétrograde du rôle de la femme.

Cette façon qu'ils ont de tirer à eux la couverture et d'instrumentaliser le malheur des femmes est assez préoccupante. Certaines femmes traversent une profonde crise de confiance. Elles sont écœurées des effets secondaires de la pilule et encore plus écœurées qu'on ne le leur en en ait jamais parlé alors que cela se savait. Elles ne croient plus en leur médecin, elles fuient tout produit synthétique qui pourrait encore abîmer un peu plus leurs corps. Après avoir arrêté leur pilule, elles décident d'adopter un mode de vie plus sain et écologique. Pour se documenter, elles lisent des articles sur les dangers de la pilule, sur l'écologie et elles tombent sur des sites de propagande. C'est alors parfois que leur chemin croise celui d'idéologues qui n'hésitent pas à profiter de ce moment de fragilité pour les pousser à rejoindre leur mouvement. Certaines se font happer.

En tant que femmes, réfléchissez à deux fois à ce mirage. Car c'est quand même une belle coïncidence que toute instance créée de mains d'hommes serve systématiquement leurs intérêts en niant ceux des femmes… C'est étrange, ce Dieu qui demande à la moitié de l'humanité de se réduire à la seule fonction reproductive de son être pendant que l'autre a le beau rôle. C'est insolite, ce Dieu qui exige que la femme se « soumette à l'autorité » de l'homme alors qu'il est tout aussi imparfait qu'elle. Soit Dieu est un homme comme les autres, soit on usurpe son identité.

En ce début de XXIe siècle, face à de jeunes générations en quête de sens, la religion trouve un second souffle. Parfois radical. Il est vrai qu'un tel cadre peut rassurer.

Méthodes naturelles portées par les religions : alliés inattendus du féminisme le plus moderne

Heureusement, beaucoup de femmes ne cèdent pas à cette tentation du retour en arrière. Elles ne veulent plus mettre leur santé en danger à cause de leur contraception mais elles n'acceptent pas pour autant de faire de la maternité l'axe principal de leur vie. Pour cela, elles ont trouvé des alliés inattendus : elles se servent des méthodes naturelles, initialement portées par des mouvements religieux, pour les mettre au service de leur mode de vie moderne et résolument féministe. Les risques – dus aux hormones ou à la présence d'un corps étranger – sont absents et leur plaisir n'est à aucun moment atteint. Les inconvénients sont partagés : la femme doit prendre sa température une dizaine de jours par mois, en retour l'homme assume de réduire son plaisir quelques jours par mois avec un préservatif. Quand on y pense, n'est-ce pas là une solution bien plus féministe que la pilule ?

Côté masculin, la plupart des hommes qui s'essaient à ce type de contraception sont plutôt satisfaits. Ils préfèrent utiliser quelques jours par mois un préservatif et retrouver l'élan sexuel naturel de leur femme plutôt que de « l'avoir à disposition » continûment alors qu'elle frôle la frigidité. Ils sont aussi heureux de ne pas la voir souffrir quotidiennement de maux divers qui peuvent la rendre irritable. Heureux de savoir que leur compagne ne prend pas de risques pour sa santé ou sa fertilité future et que leurs enfants seront abrités dans un corps sain. Souvent eux-mêmes féministes, ils pensent que c'est la moindre des choses d'accepter cette « concession ». Ainsi, en obligeant leurs partenaires à des attitudes différentes, les femmes conquièrent leurs droits elles-mêmes. Elles changent les habitudes et les curseurs. Elles deviennent intraitables : il est hors de question de souffrir encore. Ces pionnières silencieuses, qui veulent le beurre et l'argent du beurre, l'ont obtenu en cherchant par elles-mêmes des solutions à cette hégémonie du « tout pilule ». Et elles auraient aimé connaître cette possibilité dès le départ et non quinze ans plus tard en faisant des recherches personnelles.

Bien sûr ce n'est pas parfait, beaucoup rêvent à mieux. Mais de plus en plus de couples trouvent cela mille fois préférable à une vie sous pilule. Pour aller plus loin encore, ils rêvent à une contraception cent pour cent efficace, totalement respectueuse du corps et qui n'implique pas de méthode barrière en période fertile. Peut-être demandent-ils l'impossible. Peut-être qu'effectivement le mécanisme qui consiste à créer la vie est si puissant que toute tentative de le désamorcer ne peut que se payer de conséquences. Peut-être… Ou peut-être qu'au contraire notre destin et notre force sont de toujours chercher à dépasser la fatalité, à transcender nos vies. Quoi qu'il en soit, la solution idéale semble être de faire de notre nature une alliée plutôt qu'une ennemie à combattre. Certaines en font même carrément une arme pour faire avancer leurs droits… Et devinez quoi ? Ça marche !

Faudra-t-il faire une grève du sexe pour avancer ?

> « [Les femmes d'aujourd'hui sont] des stakhanovistes [...] Et tout cela sans les facilités dont nous, les bourgeoises d'avant 68, disposions, [les] grands-mères d'antan, disponibles à la demande pour les jeudis, week-ends et grandes vacances [...] La pauvre Amélie, elle, a dû inscrire son embryon en crèche dès le troisième mois de gestation et jongler avec les horaires de garderies, les grèves des écoles, [...] sans oublier les exigences croissantes de nos petits messieurs-dames de cette fin de siècle. »
>
> Benoîte Groult [1].

Nous l'avons vu, nos pays conservent une organisation sociale qui pénalise les femmes dès qu'elles sont mères, ce qui pousse ces dernières à accepter de rogner sur leur santé en prenant des contraceptifs hormonaux pour éviter à tout prix les grossesses. Jusqu'à présent, les femmes acceptaient bon gré mal gré la situation. Mais que la société prenne garde. Car elles pourraient tout aussi bien décider d'utiliser ce corps pour faire respecter leurs droits. Elles pourraient, pourquoi pas, faire une grève du sexe ou des bébés. Une arme qui s'est parfois avérée redoutablement efficace et qui est utilisée, comme

1. Groult B., *La Touche étoile*, Le Livre de Poche, 2006

nous l'indique notre ami Wikipedia, « par les femmes à l'encontre des hommes, dans des sociétés patriarcales où ce sont ces derniers qui possèdent le pouvoir ».

Faudra-t-il en arriver là pour que les hommes partagent avec les femmes la charge contraceptive ? Pour que la recherche et le développement des contraceptions masculines sorte enfin de sa torpeur ? Des femmes solidaires, issues de pays qu'on qualifie de « moins développés », luttent de cette manière et obtiennent des résultats étonnants. Elles font preuve d'un esprit de groupe que nous semblons avoir perdu en Occident. En 2001, les femmes turques du petit village de Sirt ont fait la grève du sexe pour obliger leurs maris à reconstruire des conduites d'eau courante endommagées. En 2002, les Libériennes ont précipité la chute d'un président qui voulait mettre le pays à feu et à sang en stoppant tout rapport sexuel tant qu'elles n'étaient pas associées aux pourparlers de paix. Des Kényanes ont obligé leur compagnon à aller voter et mis fin à une crise politique interne en supprimant toute activité sexuelle (y compris celles des prostituées qui étaient alors dédommagées). Cela peut paraître rudimentaire comme mode d'action. Pourtant c'est du pur pragmatisme. Le monde, et les hommes, adorent le sexe ? Eh bien, appuyer sur ce levier pour faire entendre nos voix n'est pas plus bête qu'un autre moyen. Ce n'est ni avilissant ni indigne. C'est appuyer là où cela fait mal et dire « ça suffit, plus de vie normale tant que la nôtre ne l'est pas non plus ». C'est refuser de faire comme si tout allait bien alors que cela ne va pas.

Si les Françaises et les Occidentales retrouvaient l'essence de cette force collective, elles pourraient, qui sait, obtenir des avancées sociales formidables en matière de droit des femmes. Si elles faisaient, pourquoi pas, une grève des bébés, elles pourraient pousser la société à avancer bien plus rapidement. Obtenir des choses qu'elles imaginent impensables aujourd'hui. Plus d'enfants tant que l'égalité contraceptive n'est pas effective!

La contraception est profondément une question d'égalité hommes femmes. Si cette égalité était réelle ou si les femmes considéraient profondément qu'elle doit l'être, elles refuseraient d'accepter toutes ces souffrances contraceptives. Elles imposeraient leurs choix. C'est ce qui est en train d'émerger. De plus en plus de femmes demandent à la société et aux hommes qu'ils saisissent immédiatement le sérieux de cette requête. Elles trouveront un moyen ou un autre de se faire respecter. Comme elles l'ont fait par le passé. Leur message est le suivant: « Nos corps nous appartiennent, si vous voulez profiter de leurs fruits sans en partager la charge, il se pourrait bien que nous cessions d'avoir envie de procréer. » Quand on voit le nombre croissant de femmes qui ne veulent pas d'enfants et le chiffre d'affaires des vendeurs de gadgets destinés au plaisir solitaire, on peut se demander si ce n'est pas déjà le chemin que nous sommes en train de prendre… *A contrario* de ce qu'on croyait dans les années 1950, ce n'est pas la pilule qui aura créé une société où les femmes n'ont pas besoin des hommes. Ce sont les comportements des hommes eux-mêmes qui auront fait office de répulsifs.

Voilà ce que les questions de contraception disent de nos sociétés. Regardons-les en face une bonne fois pour toutes et apportons-y des réponses. Personne ne sait ce que nous réserve l'avenir. Peut-être qu'encore une fois l'humanité sera capable de prouesses pour maîtriser sa fécondité ? Ce qui est sûr, c'est que si les femmes ne s'expriment pas d'une voix forte et unie, nos sociétés continueront à croire que tout va bien et ne chercheront pas plus loin. De même que nous nous sommes battues pour le droit de vote ou pour l'avortement, de nouveaux combats nous attendent. Toutefois, ce n'est pas parce que nous luttons contre des forces extérieures qu'il faudra nous croire dispensées de toute analyse de nos propres forces intérieures.

Inconscient et contraception

> « La contraception médicale est en fait une sorte de stérilisation temporaire, qui permet d'éviter de savoir ce qu'on veut exactement. Elle permet de se tenir en réserve, d'attendre, de remettre la question à plus tard, de la geler, car dans le doute on s'abstient. »
>
> Marie-Magdeleine Chatel, psychanalyste [1].

Chacun d'entre nous est multiple, pétri de contradictions et cela ne fait pas toujours bon ménage avec la contraception. Fait méconnu du grand public, les désirs inconscients sabotent l'efficacité contraceptive. De nombreux médecins l'ont compris depuis longtemps. Si la meilleure contraception est celle que la femme choisit, c'est parce que le fait de décider de donner ou non la vie n'est pas qu'un phénomène physique. C'est relié à ce tout ce que vit et a vécu une femme : l'état de sa relation de couple, son passé familial, ses ambitions professionnelles. Ajoutez-y l'acte impressionnant de l'accouchement et les ressources nécessaires pour élever un enfant… et vous comprendrez mieux pourquoi le désir de donner la vie peut être ambivalent et, parfois, totalement refoulé dans l'inconscient. Les femmes modernes sont tiraillées. Elles doivent souvent en faire plus que les hommes pour s'imposer dans le monde

1. Chatel M.-M., *Malaise dans la procréation. Les femmes et la médecine*, Albin Michel, 1993.

de l'entreprise et font taire violemment leur désir de maternité pour favoriser leur carrière. Parce qu'elles étudient, se trouvent trop jeunes, ou manquent de moyens financiers (mais rarement par pure envie), elles reportent, étouffent, diffèrent. Le désir refoulé entre alors en conflit avec la contraception et menace son efficacité.

Cette lutte contre soi-même, qui dure parfois plus d'une décennie, est usante. Comme de nombreuses femmes, j'en ai fait l'expérience. En 2014, cela faisait déjà deux années que j'envisageais d'arrêter la pilule à cause des effets secondaires indésirables qu'elle avait sur moi. Ce qui m'a vraiment décidé, c'est quand j'ai compris que mon inconscient sabotait totalement son efficacité. Pendant les derniers mois j'oubliais de la prendre près d'un jour sur deux. Inconsciemment, je la rejetais. J'avais fortement envie de maternité mais ce n'était absolument pas le moment pour moi au vu de ma précarité professionnelle et des sacrifices sur ma vie privée que me demandait mon emploi. Chaque mois, je m'angoissais énormément et finissais par faire un test de grossesse pour être sûre de ne pas être enceinte. Même si je n'osais me l'avouer, je vivais avec délice ce moment où je pensais être enceinte. À l'époque, mon corps et ma tête luttaient sans cesse. Je ressens bien moins cette ambivalence aujourd'hui. Le fait de pouvoir faire un enfant là, tout de suite, si j'en ai envie, a totalement désamorcé ces désirs inconscients. Paradoxalement, en passant aux méthodes naturelles, je suis moins « protégée » mais plus libérée. Et surtout parfaitement consciente. C'est un point dont aucune étude scientifique ne pourra vous parler. Cela fait partie de ces choses impalpables mais qui se révèlent d'une importance cruciale. Pour moi, comme pour de nombreuses femmes, arrêter de leurrer son corps chimiquement, c'est aussi apprendre à arrêter de se leurrer soi-même.

Chercher une autre contraception que la pilule permet de faire le point sur ses envies profondes et de les confronter directement aux devoirs et aux obligations qui pèsent sur nos vies. C'est laisser remonter à la surface les instincts profonds, sauvages et les désirs inavoués qui n'ont que faire des conventions sociales et du pragmatisme. Or, dans nos vies modernes où les obligations professionnelles circonscrivent sans cesse l'intime, cette occasion de laisser parler l'inconscient est jouissive, libératrice. Cela explique certainement, entre autres, l'engouement pour les méthodes naturelles. Exposant à des périodes à risque, ces dernières laissent ouvertes les possibilités. Ces méthodes obligent le couple à communiquer et à renouveler chaque mois haut et fort son désir de concevoir ou non. Cela laisse la femme sur le seuil de la fécondité, la porte grande ouverte, avec le choix de la franchir ou non. Paradoxalement, cette situation aide beaucoup de femmes à mieux prendre conscience du risque qui est bien réel, palpable, tout proche. Tout d'un coup cela refroidit, cela donne moins envie… et l'on est plus attentif (tout en conservant l'élan d'excitation naturelle qui ne souffre pas de la castration chimique). Cela peut paraître fou à ceux qui ignorent tout du sujet et ne le voient qu'à travers le prisme de préjugés vieux de soixante ans. Mais si les méthodes naturelles connaissent une deuxième jeunesse, c'est parce que toute une génération de post-pilule y trouve des avantages supérieurs à la contraception pharmaceutique hormonale. Une voie de liberté, de respect de soi et des autres.

La contraception touche à des sphères psychologiques et sociales qui dépassent de loin les simples considérations techniques. C'est pour cela qu'elle doit s'inscrire dans des progrès sociaux et des mentalités qui vont au-delà. En la matière, l'exemple du non-développement de la pilule masculine – qui échoue moins pour des raisons techniques que par misogynie – est le plus criant. Il cristallise les points sur lesquels la société avance et ceux sur lesquels les bonnes vieilles habitudes ont la vie dure. En l'occurrence, du progrès pour éviter les souffrances des femmes, oui, mais faudrait pas nous demander non plus de trop y impliquer les hommes. En ce sens, la pilule ne peut rester le point d'orgue du féminisme. Ou alors ce serait un bien timide féminisme. C'est une des marches de l'escalier qui mène à l'égalité mais ça n'en est pas le sommet.

Tout ceci doit bien évidemment se faire en alliance avec les hommes. Leur proposer des solutions similaires, de sorte que les femmes ne soient pas les seules à assumer la charge contraceptive, paraît une évidence. Mais je ne suis pas sûre que chercher à leur imposer les mêmes souffrances soit « la » solution. Parce que je l'aime, je refuserai personnellement que mon conjoint diminue son bien-être et menace sa santé avec un médicament quotidien si nous pouvons faire autrement. Ainsi, je ne crois pas que la pilule pour homme soit une quelconque « révolution ». Ce serait certes un symbole fort pour l'égalité contraceptive, mais de nombreuses femmes qui ont souffert de la pilule ne souhaitent à personne d'affronter ce qu'elles ont vécu. La vraie victoire serait plutôt de changer totalement de logiciel et de refuser que quiconque, homme ou femme, souffre pour sa contraception. Comme le dit si bien Elaine Lissner (directrice de la fondation Parsemus qui travaille à faire avancer les domaines de recherches scientifiques négligés) : non seulement « il ne faut pas s'attendre à ce que les hommes acceptent la même chose que ce que les femmes ont enduré [car] on n'est plus dans les années 1960 ». Et puis, « tous les spermatozoïdes passent par le même petit tube [alors] pourquoi taper sur tout l'organisme à coups de massue alors qu'on peut se concentrer sur ce point de passage-là »[1] ?

À son image, la sexualité de l'être humain oscille en permanence entre le magnifique et le hideux, le transcendant et le pragmatique. Et c'est là l'erreur de la

1. Fischer, S., « Contraception : taïaut les spermatos », *Libération*, 7 février 2017.

contraception médicale moderne. Elle oublie le bel aspect de la sexualité. Elle ne se focalise que sur l'aspect terre à terre et piétine ces valeurs inhérentes à la sexualité que sont le plaisir et la santé. Forcément, cela ne pouvait pas fonctionner bien longtemps. Imposer un froid pragmatisme médical dans la chambre à coucher ne pouvait relever le défi contraceptif. C'était omettre le pan peut-être le plus important du sujet. Et c'est cela qui vaut aujourd'hui tant d'attaques à la pilule. C'est pour cela que, déçues, de plus en plus de femmes vont chercher ailleurs, et trouvent mieux.

Tout cela nous prouve que nous ne pouvons pas envisager la contraception en séparant aussi grossièrement le corps de l'esprit. Une idée globalement portée par les nouvelles générations qui veulent s'inventer un autre futur que celui auquel ont cru leurs parents. Un futur où l'homme et la femme ne se voient pas comme des êtres défaillants que la chimie vient perfectionner. Un futur où l'humanité s'inscrit au contraire dans une nature qu'il respecte et avec laquelle il avance main dans la main.

Génération post-pilule, la gueule de bois

> « Il n'existe aucun moyen de vérifier quelle décision est la bonne car il n'existe aucune comparaison. Tout est vécu tout de suite pour la première fois et sans préparation [...] la première répétition de la vie est la vie même [...] C'est ce qui fait que la vie ressemble toujours à une esquisse. »
>
> Milan Kundera [1].

Ah la chimie... Merveilleuse chimie qui promettait monts et merveilles aux générations nées après la Seconde Guerre mondiale... Chimie dont le contrôle quasi exclusif est exercé par des multinationales milliardaires qui ont maintes fois prouvé avoir plutôt peu de scrupules... Vous pourriez vous dire qu'il en a finalement peu été question dans ce livre. Je considère en effet que le comportement immoral de certains laboratoires est une conséquence et non une cause. C'est la conséquence de notre vision de la médecine qui donne une place immense au médicament, à l'interventionnisme et au morcellement du corps. C'est la conséquence du regard que porte notre société sur les droits des femmes, du patient et la place de leur médecin. Certaines pratiques de ces grandes entreprises sont condamnables. Mais ne traitons pas les feuilles de l'arbre sans s'intéresser à ses racines. Le comportement des firmes

1. Kundera M., *L'Insoutenable Légèreté de l'être*, Gallimard, Folio, 1990.

pharmaceutiques est opportuniste. Comme toujours en matière de business. Ces firme se préoccupent peu des implications sociales ou sanitaires de leurs actions. Tout ce qui les intéresse est de savoir quels profits elles peuvent en tirer en se cantonnant dans, ou en contournant habilement, le cadre qui leur est fixé.

Oui, nous devrions mieux les contrôler. Oui, nous devrions mieux les sanctionner quand elles dérapent. Mais, au vu du peu de moyens que nous y mettons, ne nous attendons pas à ce qu'elles changent de comportement. Elles ont les moyens d'agir comme elles l'entendent, d'acheter la science pour lui faire dire ce qu'elles veulent. Leur lobbying intensif a tant gangrené nos plus hautes instances publiques qu'aujourd'hui personne n'aurait les fonds ni l'énergie nécessaire pour s'y opposer. Pas même nos gouvernements. Alors, ne croyons pas que cela va s'arrêter par magie.

Si les citoyens veulent agir pour changer le comportement de l'industrie pharmaceutique, il va falloir porter une voix claire et déterminée. Afin de développer une offre contraceptive saine et variée, des efforts en recherche fondamentale devront certainement être engagés. On peut aussi penser que la contraception devrait être totalement gratuite (ou ne pas obliger à devoir consulter ou acheter un équipement). Mais, nous l'avons vu, tout le monde n'y est pas prêt, n'en a pas envie. Aussi, nous allons certainement encore devoir impliquer l'industrie dans ces questions. Mon avis est que l'industrie n'est pas en soi mauvaise ou «diabolique». Elle est ce que nous l'avons laissée devenir. Comme un enfant trop gâté qui cherche sans cesse à contourner les règles parce qu'on a manqué d'autorité depuis le départ. Il faudrait donc lui faire comprendre que nous ne voulons plus d'elle tant qu'elle n'est pas capable d'être à notre service, et non l'inverse.

La pilule, et après?

La génération post-pilule a la gueule de bois. Elle se rend compte que, quand les femmes n'acceptent plus les effets secondaires des hormones ou l'idée d'avoir un corps étranger dans leur utérus, nous ne sommes pas loin du «retour à la case départ». À peine quelques solutions disponibles. Dur de devoir «faire attention» ou de diminuer son plaisir par le préservatif quand on n'y est plus habitué. La seule solution qui respecte pleinement l'intégrité physique de chacun est de coupler méthode naturelle et méthodes barrières. Les couples qui s'y essaient apprécient cette nouvelle liberté mais déplorent aussi le retour de la peur d'une grossesse non désirée et la diminution du plaisir durant la meilleure période du cycle. Nouvelles situations, nouveaux dilemmes. Le soulagement est là: aucun des deux partenaires ne prend de risque pour sa santé. L'amertume aussi: il faut faire face aux nouveaux problèmes que cela pose. Cette gueule de bois s'inscrit dans une mouvance plus large. Les jeunes générations se préoccupent beaucoup de l'environnement, sont bien plus critiques que leurs aînés vis-à-vis du «tout médicament» et ont souvent une vraie défiance envers l'industrie et l'économie qui ne les font plus rêver. Que ce soit pour la pilule, leurs vies professionnelles ou familiales, ils cherchent de nouvelles solutions. L'industrialisation, le synthétique, la consommation de masse et le « tout science » avaient promis à leurs aînés un monde meilleur. Mais rien ne s'est passé comme prévu et ce sont eux aujourd'hui qui en paient les conséquences. Alors ils s'éloignent vers de nouveaux horizons.

En ce sens, il serait formidable que l'État français engage une concertation citoyenne autour de la contraception et réunisse tous les acteurs potentiellement impliqués (comme c'est le cas régulièrement pour le cancer). Pourquoi ne pas entendre différentes voix (citoyens, médecins, chercheurs, acteurs sociaux) et réfléchir ensemble à ce qui doit être amélioré et comment cela peut l'être ? C'est un sujet qui touche indirectement chacun d'entre nous. Les femmes, bien sûr. Leurs compagnons et amants aussi. Ainsi que les enfants. Ceux qui naissent sans être désirés ou ceux qui peuvent déclencher un cancer à cinquante ans parce qu'ils ont été exposés à des hormones prises par leur mère.

Tout ce qui semblait être « réglé » depuis la création de la pilule revient sur le tapis. La solution miracle a fait pschitt. La « génération pilule » n'a absolument pas envie de faire face à l'idée que tout est à refaire, à réinventer. Effrayée par ce qu'elle croit être un « retour en arrière », elle freine la troisième vague contraceptive qui est en train de se former. Pourtant c'est maintenant, tous ensemble, que nous devons mobiliser notre intelligence afin de faire émerger de nouvelles solutions. Il y va de notre bien-être à tous. Pour que plus aucune femme ne souffre pour exercer un droit. Pour que les hommes soient plus impliqués dans le processus, comme nombre d'entre eux le demandent. Pour que l'avenir de nos enfants ne soit pas hypothéqué à cause de notre aveuglement. Parce qu'une société ne peut se dire évoluée si elle a vent de ces drames sans chercher à agir.

CONCLUSION

Soixante ans après sa naissance, la pilule semble déjà être arrivée au bout de sa logique. Inventée dans un monde où l'on ignorait tout des effets néfastes des hormones et des perturbateurs endocriniens sur les êtres vivants, elle est aujourd'hui légitimement remise en question. De nos jours, 150 millions de femmes utilisent des contraceptions hormonales (dont 104 millions la pilule). Les répercussions des hormones synthétiques sur les femmes, l'environnement et les générations futures sont si fortes que nous ne pouvons décemment pas reléguer la question au rang des sujets de seconde zone. Que la souffrance des femmes ne soit pas entendue est une chose. Par contre sans Terre pour abriter l'humanité, plus aucune question ne peut se poser. Si certains voient là l'occasion de faire culpabiliser les femmes et de les enjoindre, sous prétexte d'urgence écologique, à adopter une vision naturaliste, ce livre veut au contraire porter l'idée que les deux ne sont en rien incompatibles. Se préoccuper de l'environnement n'a pas à passer par une régression des droits des femmes. Il n'y a pas à choisir l'un ou l'autre. Des méthodes existent déjà pour cela. Le défi futur sera de les améliorer ou d'innover pour qu'elles soient encore plus efficaces et plus agréables d'utilisation.

Bien que de nombreuses féministes refusent de l'entendre, cette remise en question est avant tout opérée par les femmes elles-mêmes. En arrêtant la pilule, en mettant fin au tabou des règles ou en dénonçant le sexisme ordinaire et les violences gynécologiques, une nouvelle génération de femmes nous bouscule avec un féminisme sans concession. Leur façon d'exiger que leur intégrité corporelle et leur opinion ne soient pas des options force à constater que cela n'était pas totalement le cas jusque-là. Pourtant, beaucoup refusent encore tout débat, et considèrent que le phénomène émane forcément d'élucubrations réactionnaires ou masculinistes. Le but principal de ce livre est justement de mettre fin à ce préjugé, d'apporter l'évidence de la preuve pour former le maillon qui va relier deux générations de femmes qui ne se comprennent plus. Car celles qui se sont battues pour la pilule ne doivent pas en faire un nouveau conservatisme ni croire que les nouvelles générations leur crachent au visage. Ces nouvelles générations s'adaptent à des réalités nouvelles et, malgré les idées reçues, placent la barre de leurs exigences encore plus haut que leurs aînées. L'histoire des femmes qui ont vu naître la pilule est jalonnée de blessures misogynes qui leur ont forgé d'épaisses carapaces protectrices. Derrière la brutalité de leur réaction face à cette remise en question de la pilule se cache le traumatisme de celles qui savent la violence d'une misogynie loin d'être morte et capable de rejaillir avec vigueur. Ces femmes ont raison, c'est une réalité. Mais leur discours est devenu inaudible pour les jeunes femmes qui ne peuvent décemment envisager de stagner sur les acquis d'antan ou se priver d'un futur meilleur sous prétexte qu'il ne faudrait « prendre aucun risque » mais aussi, quelque part, « se méfier en permanence des hommes ».

Car c'est bien là le cœur du sujet : la redéfinition des rapports entre les hommes et les femmes. Moins traumatisées par la misogynie que leurs aînées, les jeunes femmes osent intégrer leur biologie, leurs spécificités et leurs différences dans leur identité. Elles les brandissent même comme un étendard. Elles n'ont absolument pas peur que cela leur porte préjudice car elles ont décidé d'imposer leurs vues sans intention de reculer. Elles rejettent totalement ce discours qui qualifie leur nature de « malédiction ». Et c'est justement parce qu'elles ne rejettent pas cette part d'elles-mêmes qu'elles sont plus fortes que leurs aînées. Ces nouvelles féministes considèrent la médicalisation systématique de chaque étape de leur vie comme une forme de domination exercée sur elles. Pilule dès l'adolescence pour « régulariser le cycle », examens gynécologiques qui obligent à se dévêtir totalement et à exposer son intimité « juste pour vérifier que tout va bien », accouchements inutilement hypermédicalisés et formatés à la convenance des médecins au mépris du confort de la patiente, ménopause traitée comme une affreuse maladie, pression exercée pour le dépistage du cancer du sein dès quarante ans… Tout cela instille insidieusement l'idée d'un corps féminin forcément défaillant, ingérable, incapable. Comme si chaque phénomène physiologique normal chez la femme devenait une nouvelle maladie à traiter. La misogynie dans tout ça ? C'est qu'on a réussi à faire croire aux femmes que sans cet interventionnisme médical elles sont incapables de faire face à ça. Ainsi, en imposant leurs choix contraceptifs, et non ceux qu'on voudrait pour elles, ces femmes sont en train de changer profondément nos sociétés. Elles ne veulent plus se détester ni se renier pour être partie prenante du monde. Elles refusent de s'en remettre au seul pouvoir des médecins mais ne veulent pas non plus diaboliser la science. Elles utilisent cette science pour mieux apprendre d'elles-mêmes et adapter la société à leurs souhaits au lieu de se plier douloureusement à des standards érigés sans elles. Elles considèrent que la vraie force, la vraie liberté des femmes, le seul moyen de remédier aux injustices sexistes commencent par le fait d'arrêter de chercher à cacher ou modifier ce qu'elles sont.

Il est temps que celles qui se sont battues pour la pilule se réconcilient avec celles qui aujourd'hui la critiquent, car leurs buts sont les mêmes. Le meilleur reste à inventer. Pour le réaliser, il va falloir mobiliser toutes les énergies sans se perdre dans des luttes intestines. Il va falloir interpeller l'opinion publique, mobiliser société civile, scientifiques, médecins, chercheurs et politiques. Pour cela, la solidarité entre les générations de femmes sera essentielle. Aussi, réjouissons-nous ! L'histoire contraceptive n'en est qu'à ses débuts et il ne tient qu'à nous de nous allier pour que les utopies des femmes d'aujourd'hui deviennent la réalité de demain. Comme l'ont fait avant nous nos mères et nos grands-mères…

Afin de vous informer au mieux, une attention toute particulière a été portée à la qualité des études citées dans ce livre (reproductibilité, biais et taille des panels). La plupart d'entre elles sont indépendantes (non financées par l'industrie pharmaceutique) et leurs auteurs ont fait l'objet d'enquêtes visant à vérifier leurs conflits d'intérêts. De même, tous les professionnels interviewés sont indépendants et ont juré sur l'honneur ne pas voir leur vision du sujet déformée par une idéologie politique, religieuse ou morale.

Retrouvez les résultats détaillés du sondage « Les femmes et la pilule » ainsi que des centaines d'autres témoignages sur <jarretelapilule.fr>.

Méthodes contraceptives de la plus efficace à la moins efficace

Les contraceptions hormonales demandent un investissement personnel nul ou assez faible mais ont une liste souvent importante d'effets secondaires indésirables courants. À l'inverse, les méthodes qui n'ont pas d'effets secondaires demandent un investissement plus grand et une rigueur d'observation afin d'être très efficaces. Parmi les méthodes de contraception réversibles sans hormones, le stérilet cuivre et deux méthodes naturelles avec abstinence périodique sont considérés comme très efficaces selon les critères de l'OMS. Parmi les méthodes naturelles de contraception, la symptothermie et la méthode Creighton sont les plus efficaces pour les couples ne souhaitant pas s'abstenir en période fertile (c'est à dire une dizaine de jours par mois). L'indice de fiabilité à appliquer durant cette période du cycle est alors celui de la méthode barrière choisie (préservatif ou diaphragme). Selon les critères de l'OMS, la pilule est moins efficace que de nombreuses autres méthodes alors qu'elle implique de nombreux effets secondaires.

Les chiffres indiqués représentent les taux de grossesses non désirées pour cent femmes pendant la première année d'utilisation.

« Utilisation parfaite » signifie si parfaitement utilisé, sans oubli et bien mis en place. « Utilisation courante » signifie tel qu'utilisé au quotidien par les couples (cela inclut les erreurs humaines et défaillances techniques : oublis de pilule, déchirure du préservatif, ou mauvaises observations induisant en erreur dans le cas des méthodes naturelles).

Le classement global est réalisé en prenant en compte à la fois les indices d'efficacité en usage parfait et en usage courant. Ce tableau est réalisé tant que possible avec des indices issus de méta-analyses (une méta-analyse est une étude qui regroupe toutes les études fiables réalisées sur un sujet et qui les compile pour obtenir un résultat global) et l'ensemble des études utilisées pour le réaliser sont citées ci-dessous. Les effets secondaires notifiés sont les effets officiellement reconnus et validés par les études scientifiques et mentionnés sur les notices. Concernant les méthodes naturelles, des méta-analyses sont utilisées si disponibles mais les indices précisant une utilisation de méthode barrière durant la période fertile sont favorisés (vis-à-vis des indices avec abstinence ou rapports non-protégés en période fertile) car ils sont considérés comme plus représentatifs de la réalité des utilisatrices à la recherche d'un moyen de contraception. Ce tableau est réalisé en 2017 avec les études alors disponibles. Les méthodes naturelles étant parfois moins souvent évaluées que d'autres méthodes, elle peuvent faire l'objet de moins d'études ou d'études à échantillon de population moins larges. Toutefois, les études sélectionnées ici pour calculer leurs indices sont toujours celles présentant les panels les plus grands et ayant la méthodologie la plus irréprochable. Les méthodes dont les études présentaient de trop faibles panels n'ont pas été retenues. Quand les méthodes naturelles sont utilisées avec méthode barrière durant la période fertile le premier indice indiqué correspond à l'indice issu des études, le second est l'indice de la méthode barrière (exemple : les études montrent que la symptothermie + le préservatif en période fertile donnent un indice de Pearl en utilisation courante de 1,43 mais l'indice normal d'utilisation courante du préservatif est de 15). Ces détails sont présentés pour vous informer mais il faut savoir qu'avec une méthode naturelle, l'indice à considérer en période fertile si vous utilisez une méthode barrière est l'indice de la méthode barrière en question.

Très efficace
Efficace
Modérément efficace
Moins efficace

Code couleur établi selon les standards de l'OMS :
Très efficace : entre 0,05 et 0,9 en utilisation correcte et régulière et entre 0,05 et 8 en utilisation courante.
Efficace : entre 1 et 9
Modérément efficace : entre 10 et 25
Moins efficace : entre 26 et 32

Implant	
Utilisation parfaite	0,05
Utilisation courante	0,05
Hormones	Oui
Coût/durée	106 € remboursé à 65 % / 3 ans
Pose/utilisation	Implant posé sous anesthésie locale
Investissement demandé	Rendez-vous médical
Effets secondaires indésirables [1] Très fréquents = plus de 10 % des femmes Fréquents = 1 à 10 % des femmes	**Très fréquents :** Prise de poids / Acné / Maux de tête / Douleur ou sensibilité mammaire / Infection vaginale / Règles irrégulières (absentes, plus courtes, plus longues) **Fréquents :** Chute de cheveux / Étourdissements / Humeur dépressive / Instabilité émotionnelle / Nervosité / Diminution des pulsions sexuelles / Augmentation de l'appétit / Douleurs abdominales / Nausées / Gaz dans l'estomac et l'intestin / Règles douloureuses / Perte de poids / Symptômes pseudo-grippaux / Douleur / Fatigue / Bouffées de chaleur / Douleur/ réaction au site d'insertion de l'implant / Kystes ovariens

Stérilisation masculine (vasectomie)	
Utilisation parfaite	0,1
Utilisation courante	0,15
Hormones	Non
Coût/durée	360 à 1 050 € / Définitif
Pose/utilisation	Acte chirurgical sous anesthésie locale
Investissement demandé	Rendez-vous médicaux
Effets secondaires indésirables	Rares cas de douleur / gêne du scrotum persistant après l'opération

DIU hormonal (levonorgestrel)	
Utilisation parfaite	0,2
Utilisation courante	0,2
Hormones	Oui
Coût/durée	125 € remboursé à 65 % / 5 ans
Pose/utilisation	Pose chez le gynécologue
Investissement demandé	Rendez-vous médicaux
Effets secondaires indésirables [1] Très fréquents = plus de 10 % des femmes Fréquents = 1 à 10 % des femmes	**Très fréquents :** Maux de tête / Douleur et/ou gonflement abdominal /Acné, peau grasse / Troubles du cycle (spotting, règles plus ou moins abondantes ou rares, règles douloureuses) / Kystes ovariens / Écoulements vaginaux / Inflammation de la vulve ou du vagin **Fréquents :** Troubles de l'humeur (dépression, nervosité) / Baisse de la libido / Migraines / Nausées / Acné / Augmentation excessive des poils / Douleurs dorsales, pelviennes / Règles douloureuses / Kystes ovariens / Tensions / douleurs mammaires / Prise de poids / Chute de cheveux

Stérilisation féminine (ligature)	
Utilisation parfaite	0,5
Utilisation courante	0,5
Hormones	Non
Coût/durée	Variable, remboursé si raison médicale / Définitif
Pose/utilisation	Acte chirurgical léger sous anesthésie locale ou générale
Investissement demandé	Rendez-vous médicaux
Effets secondaires indésirables	Très rares cas de complications locales sur les organes, vaisseaux sanguins ou nerfs avoisinants

	DIU cuivre
Utilisation parfaite	0,6
Utilisation courante	0,8
Hormones	Non
Coût/durée	30 € remboursé à 65 % / 5 ans
Pose/utilisation	Pose chez le gynécologue
Investissement demandé	Rendez-vous médicaux
Effets secondaires indésirables	**Fréquence non-précisée :** Contractions utérines / Règles abondantes, douloureuses ou prolongées, spotting / Anémie / Réactions inflammatoires / Risques infectieux / Douleurs ou crampes pendant ou après l'insertion du DIU / Douleurs abdominales, au dos, aux jambes / Infections et écoulement vaginaux / Maladie inflammatoire pelvienne / Perforation utérine / Grossesse extra-utérine

Injectables mensuels	
Utilisation parfaite	0,05
Utilisation courante	3
Hormones	Oui
Coût/durée	37 €/3 mois
Pose/utilisation	Piqûre intramusculaire toutes les quatre semaines
Investissement demandé	Rendez-vous médical mensuel
Effets secondaires indésirables	**Fréquence non-précisée :** Troubles du cycle (règles trop fréquentes ou absentes, spotting) / Prise de poids / Nausées / Migraine / Seins douloureux Baisse libido / Retour à fertilité plus long / Diminution de la densité osseuse

Injectables progestatifs	
Utilisation parfaite	0,0
Utilisation courante	3
Hormones	Oui
Coût/durée	3,44 € remboursé à 65 % / 3 mois
Pose/utilisation	Piqûre intramusculaire tous les 3 mois
Investissement demandé	Rendez-vous médical tous les 3 mois
Effets secondaires indésirables	**Fréquence non-précisée :** Troubles du cycle (aménorrhée (>50%), métrorragies (25.9 %), hémorragies irrégulières (25.9 %) / Prise de poids (69 %) / Nervosité (11 %) / Céphalées (17 %) douleurs dans la région épigastrique (11.2 %) diminution de la densité minérale osseuse (15.1 %) Utilisation supérieure à deux ans déconseillée (à cause de la diminution de la masse osseuse)

Méthode Creighton + abstinence durant période fertile	
Utilisation parfaite	0,1 - 0,5
Utilisation courante	3 - 5
Hormones	Non
Coût/durée	360 € pour une formation complète / Valable à vie
Pose/utilisation	Observation quotidienne de la glaire cervicale Abstinence durant la période fertile
Investissement demandé	Formation de quelques heures ou lecture d'un manuel puis quelques secondes/jour pour procéder aux observations
Effets secondaires indésirables	Aucun

Absence de règles chez la femme allaitante • (MAMA)	
Utilisation parfaite	0,9
Utilisation courante	2
Hormones	Non
Coût/durée	0 €
Pose/utilisation	Aucune
Investissement demandé	Nul
Effets secondaires indésirables	Aucun

Pilule (œstroprogestative et progestative)	
Utilisation parfaite	0,3
Utilisation courante	8
Hormones	Oui
Coût/durée	2 à 15 €/mois
Pose/utilisation	Prescription par le médecin 1 fois/an
Investissement demandé	Prise quotidienne
Effets secondaires indésirables Très fréquents = plus de 10 % des femmes Fréquents = 1 à 10 % des femmes	**Très fréquents :** Maux de tête, migraines / Spotting **Fréquents :** Humeur dépressive, changement d'humeur, nervosité / Maux de tête, migraine / Nausées / Modification de la libido / Douleur ou gonflement abdominal / Douleur ou sensibilité mammaire / Prise ou perte de poids / Acné / Allergie / Infections vaginales (dont candidose) / Rétention d'eau / Règles irrégulières ou douloureuses / Pertes blanches / Écoulement des seins / Vertiges / Troubles visuels / Somnolence

Anneau vaginal combiné	
Utilisation parfaite	0,3
Utilisation courante	8
Hormones	Oui
Coût/durée	16 €/mois
Pose/utilisation	Insertion chez soi dans le vagin, retrait après 3 semaines
Investissement demandé	Quelques minutes toutes les 3 semaines
Effets secondaires indésirables Très fréquents = plus de 10 % des femmes Fréquents = 1 à 10 % des femmes	**Fréquents :** Douleur abdominale, sensation de malaise (nausées) / Infection vaginale à levures, inconfort dans le vagin dû à l'anneau, démangeaisons génitales, sécrétions vaginales / Maux de tête ou migraine, humeur dépressive, baisse de la libido / Douleur mammaire, règles douloureuses / Acné / Prise de poids

Patch combiné	
Utilisation parfaite	0,3
Utilisation courante	8
Hormones	Oui
Coût/durée	15 €/mois
Pose/utilisation	À poser chez soi, retrait après 3 semaines
Investissement demandé	Quelques minutes toutes les 3 semaines
Effets secondaires indésirables Très fréquents = plus de 10 % des femmes Fréquents = 1 à 10 % des femmes	**Très fréquents :** réaction cutanée au patch **Fréquents :** Changements d'humeur / Migraine / Nausées / Saignements de l'appareil genital / Douleurs mammaires

Symptothermie		
	Avec abstinence	Avec préservatif masculin
Utilisation parfaite	0,4	0,4 - 2
Utilisation courante	0,6[1]	1,43 - 15
Hormones	Non	
Coût/durée	0 à 23 €/mois[2]	
Pose/utilisation	Observation de la glaire cervicale 10 à 15 jours/mois. Prise de température 10 à 15 jours/mois. Méthode barrière ou abstinence durant la période fertile (10 à 15 jours par mois)	
Investissement demandé	Formation de quelques heures ou lecture d'un manuel puis 1 minute/jour 15 jours/mois pour procéder aux observations	
Effets secondaires indésirables	Aucun	

Méthode des températures via moniteur (LadyComp, Pearly, Daysy et application Natural Cycles) + préservatif masculin en période fertile	
Utilisation parfaite	0,5 - 2
Utilisation courante	4-15
Hormones	Non
Coût/durée	LadyComp, Pearly, Daysy : 290 à 495 €/ moniteur Natural Cycles : 5,4 €/ mois
Pose/utilisation	Prise quotidienne des températures Méthode barrière durant la période fertile
Investissement demandé	30 secondes à 1 minute/jour pour prendre la température
Effets secondaires indésirables	Aucun mais méthodes parfois inadaptées aux cycles irréguliers, pré-ménopause et *post partum*

Méthode d'auto-observation (CLER) + préservatif masculin en période fertile	
Utilisation parfaite	1-2
Utilisation courante	6-15
Hormones	Non
Coût/durée	440 € / formation 1 personne / Valable à vie
Pose/utilisation	Observation de la glaire cervicale 10 à 15 jours/mois Prise de température 10 à 15 jours/mois Méthode barrière ou abstinence durant la période fertile
Investissement demandé	Formation de quelques heures ou lecture d'un manuel puis 1 minute/jour 15 jours/mois pour procéder aux observations
Effets secondaires indésirables	Aucun

Préservatif masculin	
Utilisation parfaite	2
Utilisation courante	15
Hormones	Non
Coût/durée	0,4-2 € / rapport
Pose/utilisation	Utilisation à chaque rapport
Investissement demandé	Rapide apprentissage
Effets secondaires indésirables	Aucun

Méthode Billings (méthode de l'ovulation)	
Utilisation parfaite	1,5 - 3
Utilisation courante	10 - 22
Hormones	Non
Coût/durée	0 €
Pose/utilisation	Observation quotidienne de la glaire cervicale Méthode barrière ou abstinence durant la période fertile
Investissement demandé	Formation de quelques heures ou lecture d'un manuel puis quelques secondes/jour pour procéder aux observations
Effets secondaires indésirables	Aucun

Méthode des deux jours + méthode barrière ou retrait en période fertile	
Utilisation parfaite	3,5
Utilisation courante	6-15 (préservatif) – 25 (retrait)
Hormones	Non
Coût/durée	0 €
Pose/utilisation	Observation quotidienne de la glaire cervicale Méthode barrière ou abstinence durant la période fertile
Investissement demandé	Quelques secondes/jour pour procéder aux observations
Effets secondaires indésirables	Aucun mais difficile à utiliser en cas d'infection vaginale ou une autre affection modifiant la glaire cervicale, également déconseillé en cas de cycles irréguliers ou trop longs

Méthode des températures basales (avec thermomètre)	
Utilisation parfaite	1
Utilisation courante	25
Hormones	Non
Coût/durée	15 à 20 € le thermomètre de température basale
Pose/utilisation	Prise de température tous les matins à la même heure Méthode barrière ou abstinence durant la période fertile
Investissement demandé	30 secondes à 1 minute/jour pour prendre la température
Effets secondaires indésirables	Aucun

Méthode des jours fixes + méthode barrière ou retrait en période fertile	
Utilisation parfaite	6
Utilisation courante	6-15 (préservatif) – 25 (retrait)
Hormones	Non
Coût/durée	13 à 25 € / collier utilisable à vie
Pose/utilisation	Collier de perles représentant le cycle et la période fertile Méthode barrière ou abstinence durant la période fertile
Investissement demandé	Quelques secondes/jour pour voir si le collier indique une période fertile
Effets secondaires indésirables	Aucun mais uniquement pour les femmes ayant des cycles allant de 26 à 32 jours

Préservatif féminin	
Utilisation parfaite	5
Utilisation courante	21
Hormones	Non
Coût/durée	2 €/rapport
Pose/utilisation	Utilisation à chaque rapport
Investissement demandé	Rapide apprentissage
Effets secondaires indésirables	Aucun

Diaphragme et spermicide	
Utilisation parfaite	6
Utilisation courante	16
Hormones	Non
Coût/durée	30 € le diaphragme (remboursé à 65 %, utilisable 2 ans) + 0,6 €/rapport pour le gel
Pose/utilisation	Mise en place en amont de chaque rapport
Investissement demandé	Rapide apprentissage à faire valider par médecin pour plus de sûreté
Effets secondaires indésirables	Aucun

Retrait	
Utilisation parfaite	4
Utilisation courante	27
Hormones	Non
Coût/durée	0 €
Pose/utilisation	Maîtrise masculine à chaque rapport
Investissement demandé	Apprentissage masculin préalable
Effets secondaires indésirables	Aucun

Cape cervicale et spermicide	
Utilisation parfaite	9-26[3]
Utilisation courante	16-32
Hormones	Non
Coût/durée	60 € non remboursé + 0,6 €/rapport pour le gel
Pose/utilisation	Mise en place en amont de chaque rapport
Investissement demandé	Rapide apprentissage à faire valider par médecin pour plus de sûreté
Effets secondaires indésirables	Aucun mais fort taux d'échec sur femme ayant déjà eu un enfant

Spermicide	
Utilisation parfaite	18
Utilisation courante	29
Hormones	Non
Coût/durée	0,6/1 €/rapport
Pose/utilisation	Utilisation en quantité à chaque rapport
Investissement demandé	Rapide apprentissage. Impossibilité de nettoyer au savon la zone dans les heures qui suivent le rapport
Effets secondaires indésirables	Allergie à l'un des constituants

Aucune méthode	
Utilisation parfaite	**85**
Utilisation courante	**85**
Hormones	
Coût/durée	
Pose/utilisation	
Investissement demandé	
Effets secondaires indésirables	

Source pour les indices de Pearl des méthodes hors méthodes naturelles :

HAS, septembre 2016 (entre autres basée sur source OMS 2015).

Sources pour les méthodes naturelles :

Creighton : T. W. Hilgers *et al.*, 1998 (conflit d'intérêts, directeur d'étude codéveloppeur de la méthode), M. P. Howard, 1999, B. A. Smoley *et al.*, 2012, M. D. Manhart *et al.*, 2013.

Symptothermie : P. Frank-Hermann *et al.*, 1997 et 2007.

Méthode des températures via moniteur : E. B. Scherwitzl *et al.*, 2016 (conflit d'intérêts), A. Demianczyk *et al.*, 2016.

Méthode d'auto-observation : R. Écochard *et al.*, 1998 (possible conflit d'intérêts, la compagne du directeur d'étude étant formatrice à la méthode CLER)

Billings : J. Trussell *et al.*, 1991, H. Bhargava, 1996, Mi. D. Manhart *et al.*, 2013 (études ne précisant pas si abstinence ou rapports protégés ou non en période fertile).

Méthode des températures basales : S. R. Pallonne *et al.*, 2009, J. Trussell *et al.*, 2009 (source OMS).

Méthode des deux jours : M. Arevalo *et al.*, 2004.

Méthode des jours fixes : M. Arevalo *et al.*, 2001.

Notes

1. Détail des indices selon les différentes pratiques de la symptothermie (source F. Herrmann *et al.* 1997 et 2007) :
- 0,4 à 0,6 avec abstinence en période fertile ;
- 0,4 à 1,43 avec rapport protégé en période fertile (préservatif, diaphragme, etc.) ;
- 1,2 à 4,54 avec retrait ou contact génital ;
- 7,5 à 9 avec rapports non protégés en période fertile.

2. Méthode gratuite si vous procédez à un relevé des températures sur papier et que vous vous auto-formez avec des manuels disponibles en accès libre ; 23 €/mois si vous souhaitez par exemple bénéficier d'une application en ligne avec diagramme, calcul automatique des périodes fertiles et conseils d'une conseillère professionnelle comme celle proposée sur <Sympto.org> ; 4,6 €/mois si vous souhaitez vous former et avoir accès à une application en ligne avec diagramme et calcul automatique des périodes fertiles (tarifs méthode Sympto) ; prix d'un thermomètre avec deux chiffres derrière la virgule (recommandé) : entre 15 à 20 €.

3. Premier chiffre = femmes qui n'ont jamais accouché, second chiffre = femmes ayant déjà accouché.

Table

Achevé d'imprimer sur Roto-Page en août 2017
par l'Imprimerie Floch à Mayenne
Dépôt légal : septembre 2017
N° impr. : 91467
Imprimé en France